BUZZ

CB016121

© Buzz Editora, 2021
© Pablo Vinicius, 2021

Publisher ANDERSON CAVALCANTE
Editora TAMIRES VON ATZINGEN
Assistente editorial JOÃO LUCAS Z. KOSCE
Preparação LUISA TIEPPO
Revisão LIGIA ALVES, SARAH SIMONI, CRISTIANE MARUYAMA
Projeto gráfico ESTÚDIO GRIFO
Assistentes de design FELIPE REGIS, NATHALIA NAVARRO

Dados Internacionais de Catalogação na Publicação (CIP)
de acordo com ISBD

V785a

    Vinicius, Pablo
    Antitarja preta / Pablo Vinicius
    São Paulo: Buzz, 2021.
    192 pp.
    ISBN 978-65-89623-18-2

1. Saúde Mental. 2. Conscientização da medicalização.
3. Sofrimento mental. I. Título.

	CDD 616.89
2021-1296	CDU 613.86

Elaborado por Vagner Rodolfo da Silva CRB-8/9410

Índice para catálogo sistemático:
1. Saúde Mental 616.89
2. Saúde Mental 613.86

Todos os direitos reservados à:
Buzz Editora Ltda.
Av. Paulista, 726 – mezanino
CEP: 01310-100 – São Paulo, SP
[55 11] 4171 2317
[55 11] 4171 2318
contato@buzzeditora.com.br
www.buzzeditora.com.br

Antitarja preta

Pablo Vinicius

Por que somos o país mais ansioso do mundo?

Ao Todo, ao Uno, Àquele que só é Amor.

A meu pai, que não poupou esforços para me fazer antes de tudo um grande homem, não com palavras, mas com seu próprio exemplo de retidão.

À minha mãe, que com seu espírito de Luz continua cuidando de mim...

À minha amada Cecília, a personificação do amor, minha sorte, minha luz, minha paz.

À minha irmã, cunhado e sobrinhos: a prova de que a distância física não separa corações unidos pela eternidade.

Aos familiares, amigos, colaboradores e divanetes que me amam, torcem por mim e que carrego em meu coração.

11		**Introdução:** quem eu sou?
19	1	**A resistência:** por que é tão difícil mudar?
38	2	**Vencendo seu pior inimigo**
57	3	**Felicidade**
79	4	**A tal da carência**
103	5	**O que está acontecendo comigo?**
122	6	**Autocontrole:** o xis da questão
134	7	**Repetir, meditar e amar**
150	8	**Por trás da dor, a culpa**
161	9	**Eu ideal *versus* eu real**
166	10	**Para todo veneno, um antídoto**
181	11	**A era da burrice**

VENDA SEM PRESCRIÇÃO MÉDICA
A LEITURA DESTE LIVRO PODE
TRANSFORMAR SUA VIDA

Introdução:
quem eu sou?

Passamos a vida toda cheios de inquietações, e talvez a questão acima seja a pergunta-chave que permeie a nossa existência. Tentamos fugir de todas as formas desse questionamento tão profundo, mas, no final das contas, responder sobre quem somos é uma chave que abre portas para tantas outras perguntas que nem somos capazes de imaginar.

É por isso que abro este livro tentando responder a esta pergunta: *"quem eu sou?"*.

Eu poderia apresentar meu currículo técnico e falar sobre meu fascínio pela medicina, minha atuação como psiquiatra e citar algumas das condutas que pautam minha vida, mas talvez isso não traga a percepção exata de quem é o Pablo Vinicius.

Filho de mãe baiana e pai carioca, herdei a criatividade e a disposição da minha mãe e a ética e a seriedade de meu pai. Aos 12 anos, tive a pior experiência que um pré-adolescente pode ter: presenciei o falecimento de minha mãe após ela sofrer um aneurisma cerebral.

Naquele momento, decidi: queria fazer medicina. Ao me ver incapaz de ajudá-la, resolvi que usaria toda a minha energia me dedicando à vida de outras pessoas por meio do meu trabalho. Eu queria *literalmente* salvar vidas.

Ingressar na faculdade de medicina me levou a outra cidade: foi em Uberlândia que vivi definitivamente a juventude. Numa república onde tudo era motivo para festa, eu usava e abusava das características que herdara de minha mãe: era um jovem criativo e sempre disposto. Mas, em determinado momento, surgiram aquelas outras heranças fortes que eu carregava em meu DNA: a ética e a seriedade, que bateram de uma só vez, e eu acabei optando por me tornar pastor evangélico. Quem poderia imaginar que das festas da faculdade eu iria direto para a pregação do Evangelho?

A conversão foi explosiva e, como tudo em minha vida, mergulhei fundo naquela nova história. Dos churrascos aos finais de semana fui para a igreja e comecei a viver a vida de pastor em paralelo ao curso de medicina. Naquele momento, recebi um chamado de vida. Eu senti que poderia ajudar as pessoas no tratamento da saúde mental por meio da espiritualidade. Foi quando decidi fazer a especialização em psiquiatria.

A verdade é que, naquele momento, eu misturava ciência e religiosidade, e minha intenção primária era levar a espiritualidade para o doente mental, porque eu acreditava piamente que a doença mental era causada apenas por aspectos espirituais.

Só que, à medida que estudava e me aprofundava no assunto, o contrário passou a acontecer: eu me dei conta de que era a igreja que precisava da ciência, de conhecimento e de questionamentos. E foi aí que começou a minha personalidade de ser *anti*.

Questionador, passei a instigar os fiéis a refletirem sobre as "verdades absolutas" da religião. Por exemplo, eu dizia a eles que não havia mais pecado na Terra e comprovava essa afirmação através da própria Bíblia, que diz: "Eis o Cordeiro de Deus, que tira o pecado do mundo" (João 1:29). Ora, se Ele o tirou, por que o tal do pecado ainda existe? Existe ou não existe? Minha intenção não era estabelecer novas verdades, mas apenas ajudar as pessoas a se tornarem livres, transformá-las em seres pensantes, questionadores e capazes de obter as respostas. Até que, um dia, contestei os líderes da igreja, dizendo que a teoria do pecado era uma forma de dominar o ser humano. Eu queria, com isso, apenas provocar o debate de assuntos tão enraizados na cultura cristã.

Naquele momento, enquanto me consolidava como um pregador *anti*conceito religioso, começava a estabelecer minha primeira ruptura. E o primeiro sistema que eu contestaria seria o religioso.

Quanto mais conhecia a Bíblia, mais a minha angústia crescia, pois eu começava a perceber os verdadeiros interesses de alguns líderes da igreja.

Um dia, em uma reunião de pastores, o assunto discutido foi quantos membros cada congregação tinha e quais estratégias poderiam ser usadas para dobrar o número de pessoas.

Eles não estavam falando de gente.

Eles não estavam preocupados com as ovelhas.

Era uma empresa tentando elaborar estratégias para aumentar sua margem de lucro.

A cada dia, meu conflito aumentava. E, na mesma proporção, minha determinação em revelar o mecanismo religioso a todos os fiéis.

Aos domingos, comecei a ensinar sobre o que de fato Cristo fez por nós. Foi aí que teve início uma perseguição implacável dos líderes a mim. Não tem nada mais perigoso para um sistema do que alguém que esteja dentro dele e conheça o seu funcionamento, sendo capaz de miná-lo. Eu trazia reflexões que faziam com que as pessoas se tornassem questionadoras. Eu ensinava as pessoas a pensarem por si mesmas. Você já viu um sistema dominador gostar de pessoas que sabem fazer as perguntas certas?

Após dois anos, fui praticamente banido dali, sem qualquer possibilidade de pregar a verdade que eu defendia: *a liberdade de pensar.*

O problema não é a Bíblia, muito menos Jesus Cristo! O problema é o sistema religioso corrupto, que se interessa mais pelo poder do que pelas vidas humanas. Também não estou aqui generalizando, dizendo que todos na igreja são assim. Nela, conheci pessoas maravilhosas, que levo até hoje em meu coração. Com essa minha experiência concluí que a espiritualidade é totalmente diferente da religiosidade.

Por ironia do destino fui parar em outro sistema tão rígido quanto o religioso.

Na Marinha eu recomeçaria minha vida pós-igreja. Já era psiquiatra quando passei em um concurso e viajei para o Rio de Janeiro para recomeçar a vida do zero. Se antes eu já era muito questionador, num colégio naval militar em Angra dos Reis eu questionava absolutamente tudo. E, é claro, passava muito nervoso também.

A verdade é que as normas ali dentro eram tão absurdas e rígidas que comecei a seguir as minhas próprias regras, e aquilo passou a incomodar o comandante. Certo dia, ele deu a seguinte ordem: "Todo oficial, antes de ir embora, precisa passar na minha sala para se despedir".

Na verdade, ele queria controlar os horários em que seus comandados estavam deixando o quartel.

O expediente acabavas às cinco da tarde. No primeiro dia sob a vigência da nova ordem, fui embora do quartel às sete da noite. Ele simplesmente me deixou esperando durante duas horas para ouvir meu "boa-noite".

Mas ele não estava lidando com um cordeiro. Minha personalidade *anti* já era forte o suficiente para enfrentar o sistema.

Passei a não ir até a sala dele e a sair do quartel às cinco da tarde, feliz da vida.

Minha alegria, no entanto, não durou muito. Uma semana depois, o comandante me chamou para conversar e disse: "Tenente, estou sentindo sua falta no final do expediente, o que está acontecendo?".

Eu prontamente respondi: "Comandante, eu tenho uma vida fora daqui. Tenho uma esposa que precisa de mim. Ela está triste, pois passa o dia inteiro sozinha e aguarda ansiosamente o horário de me encontrar. Eu preciso ir embora às cinco horas em ponto para ficar com ela".

A resposta dele foi como um soco na minha alma: "Militar tem hora de entrar, mas não tem hora de sair".

Pensei: *que história é essa de que a Marinha vai mandar na minha vida agora?*

E respondi: "O senhor está certo, eu é que estou no lugar errado".

E foi assim que saí daquela sala para nunca mais voltar.

O problema não é a Marinha. Não são os militares. São os perversos, que sentem prazer com o sofrimento alheio. No militarismo eles adquirem certo poder e massacram seus subordinados. Porém, não estou generalizando, e, assim como na igreja, fiz ali amizades verdadeiras e sinceras que carrego até hoje.

Eu tinha caído em dois sistemas tradicionais e seculares. E questionado ambos. Sem perceber, via a semente do *anti* se fortalecer cada vez mais.

Após dez anos fora da minha cidade natal, retornei para Brasília e comecei a trabalhar como psiquiatra em uma clínica renomada da cidade. No início estava muito feliz, pois me sentia livre e era o autor da minha própria vida.

15

Atendia meus pacientes com muita vontade de fazer a diferença na vida deles. Mas, novamente, minha personalidade *anti* entrou em jogo.

Comecei a observar que não eram apenas os pacientes que estavam doentes. A sociedade estava doente. As pessoas estavam se entorpecendo em vez de se curarem.

Um dia, tudo ficou muito claro para mim: os remédios psiquiátricos estavam sendo usados como anestésicos emocionais para as pessoas simplesmente darem conta de viver sua vida difícil.

Os relacionamentos não mudam porque procuramos um remédio para suportá-los. As relações de trabalho não mudam porque tomamos remédios para aguentar a pressão, o excesso de demandas e o assédio moral.

O mundo não muda porque estamos anestesiados pelos calmantes.

Foi assim que se deu a terceira "quebra de sistema" em minha vida.

Na sala do consultório, comecei a perceber o excesso de medicalização que movimentava as engrenagens daquele sistema. Via pessoas que chegavam na sala do médico apenas para pedir prescrição de remédio, e entendia que esse tipo de paciente crescia exponencialmente na psiquiatria. Eram os pacientes atrás do "remedinho". Em busca da "pílula mágica" que, teoricamente, os tiraria do estado de sofrimento.

Certa vez, tomando meu café, vi uma reportagem que faria meu coração disparar: falava sobre uma dentre tantas investigações a respeito de "Tráfico de Ritalina" e trazia à tona um verdadeiro escândalo médico. Pessoas simulavam ser pacientes, pegavam receitas e vendiam no mercado paralelo. A polícia encontrou rastros dessa prática em todo o Brasil e percebeu que a psiquiatria estava alimentando esse mercado por intermédio de pessoas que fingiam ter determinados sintomas.

Naquele dia ocorreu a minha ruptura com o sistema psiquiátrico.

Algumas vezes, nós, psiquiatras, atuamos mais como traficantes de drogas do que como médicos, pensei, com veemência.

Deixa eu te explicar melhor isso: quando um paciente comparece a uma clínica psiquiátrica com a única finalidade de pedir um "remedinho" que o fará se esquecer de um problema ou simplesmente se anestesiar diante das dificuldades da vida, sem pensar em um diagnóstico mais aprofundado, ele não está entrando em uma clínica de saúde, e sim em uma boca de fumo disfarçada. Afinal, qual é a motivação das pessoas ao consumir uma droga ilícita? Exatamente as que citei, ou seja, anestesiar-se diante dos entraves da vida real. Concluí, então, que, cada vez que eu ia ao encontro do desejo desse paciente e prescrevia algo somente para aliviar o sofrimento e não para tratar uma doença, eu estava sendo um traficante de drogas disfarçado de médico.

Mudei drasticamente a minha postura.

Nascia, então, um novo homem. Naquele momento, começava a minha jornada em busca dos "porquês". Quando um paciente me procurava queixando-se de melancolia e querendo um remédio para se sentir melhor, eu perguntava: "Por que você está triste?". Medicar a tristeza para a pessoa dar conta de viver sua vida infeliz não era mais o meu objetivo. Eu via, pouco a pouco, que questionar era meu papel principal nesta vida.

Antitarja preta não é um livro contra os remédios psiquiátricos, muito menos contra a psiquiatria. Não é um livro para negar a existência das doenças mentais. *Ser antitarja preta é ser contra a medicalização da vida.* É ser contra um sistema perverso que tem por objetivo convencer as pessoas de que elas estão doentes quando, na verdade, estão simplesmente sofrendo. É ser contra a indústria que ganha todas as partidas desse jogo.

A resistência:
por que é tão difícil mudar?

De repente, uma sensação se alastrava pelo peito. Lorena não sabia se aquele calor e formigamento eram normais. Tentou se acalmar. Nada. Respirou fundo e tentou fazer tudo o que sabia para controlar a mente. Nada. A escuridão da madrugada parecia assustadora enquanto se levantava para pegar um copo d'água, tateando as coisas ao seu redor. As batidas do coração já estavam tão aceleradas que Lorena mal conseguia se mover. As pernas estavam bambas, como se tivesse levado um grande susto. Os braços agora já tremiam, e ela teve medo de morrer.

Já conhecia aquela sensação. Vinha sempre que sentia algo suspeito em seu corpo. Uma sensação qualquer disparava aquele gatilho. Mas fazia tempo que aquele fenômeno não a visitava noite adentro. Fazia tempo que Lorena não perdia o controle daquela forma. A descarga de adrenalina fazia com que tensionasse cada músculo.

Poderia descrever aquela crise de pânico milhares de vezes e de maneiras diferentes, mas, naquele dia, diante de mim, deitada no divã, ela parecia mais consciente. Pela primeira vez, Lorena desconfiava de que o que estava sentindo poderia não ser apenas uma crise de pânico.

Exausta de si mesma, ela me disse, com a voz firme:

– Todas as vezes que começo a caminhar em direção a uma mudança, entro em pânico. Sempre que desejo algo melhor pra minha vida e sei que aquilo me fará bem, entro em pânico.

Aquele era um relato doloroso. Lorena não estava simplesmente usando uma força de expressão. Ela tinha sintomas físicos e não sabia mais o que fazer diante daquele destempero.

– A sensação que tenho é de que alguma coisa parece não querer que eu mude – finalizou ela.

Quando Lorena entrou no meu consultório pela primeira vez, sua queixa evidentemente girava em torno de algo que nem ela conseguia entender: a tal da síndrome do pânico. Ela achava que os sintomas eram seu problema principal. Ainda não sabia que estávamos falando apenas da ponta do iceberg.

Lorena já tinha devorado todas as informações disponíveis na internet e dizia saber exatamente o que a perturbava. Afirmava, com todas as letras, que a cada dia deparava com um sintoma físico que não sabia explicar. Fazia mantras, meditações, ia a todos os tipos diferentes de lugares, se automedicava com homeopatia – e acreditava que, daquela forma, estava fazendo bem a si mesma.

Só que as crises e a instabilidade começaram a adquirir uma proporção assustadora, e Lorena já não conseguia mais conter aquele vulcão que parecia entrar em erupção dentro de si.

– Eu sinto que vou explodir por dentro. Meu corpo chega a ficar quente. Não consigo respirar. Quero fugir de mim mesma. É incontrolável.

Enquanto dizia isso, seu rosto ardia em chamas.

Ela chorava convulsivamente por não poder ser ouvida com atenção sem que seu problema fosse ignorado. "Isso é frescura", já lhe haviam dito. "Agradeça por tudo o que tem em vez de focar no negativo", ouviu quando relatou os sintomas a uma amiga. Aquilo a deixava num desespero maior ainda. Prestes a explodir a qualquer momento, seu corpo cobrava o preço: ele também estava fadigado. Lorena não aguentava mais.

Aquele pedido de socorro era bem diferente de outro, que eu receberia logo na semana seguinte, quando avistei aquele executivo disciplinado e calmo entrando em meu consultório. Parecia ter a postura serena e muita facilidade para lidar com a vida. Quem o visse caminhando pelo shopping certamente diria que se tratava de um homem feliz e bem resolvido. Quando o vi, até pensei: *qual será a razão de esse homem ter marcado uma consulta comigo?* Confesso que faço esse exercício toda vez que um paciente novo está diante de mim.

Outra paciente indicara meu trabalho a ele, e seu discurso, logo que se sentou e desabotoou o paletó, foi o de que sua vida estava indo bem, mas com alguns percalços.

– O que o traz aqui, João? – perguntei, amigavelmente.

Ele relatou que era uma pessoa supersensível e vivia numa gangorra emocional de dias bons e ruins, mas que se forçava a manter a serenidade a todo custo.

– Tanto na minha vida profissional quanto na pessoal – ressaltou.

Não ia ser naquele dia que João se mostraria de verdade, mas não demorou para que eu conhecesse o João que se escondia por trás daquela roupa que parecia ter sido feita sob medida por um alfaiate.

Por trás do empresário bem-sucedido, há mais de vinte anos responsável por uma empresa próspera que ele mesmo fundou, existiam muitas inquietações. João tomava medicamento para depressão havia pelo menos um ano. Fora diagnosticado com depressão e medicado pelo profissional que o atendeu.

Com o tempo, percebi que João não tinha depressão clínica. Os sintomas que ele relatava estavam muito mais relacionados à vida que estava levando que à doença que fora diagnosticada.

Como assim? Como era possível que uma vida almejada por muitos, repleta de realizações e prosperidade, fosse medíocre?

Havia um fenômeno em comum que fazia com que João e Lorena estivessem passando pelo mesmo tipo de desafio. Eles eram muito mais parecidos do que uma análise superficial poderia sugerir.

Lorena continuou:

– Quando sinto alguma coisa estranha em meu corpo, imediatamente busco alguma doença no Google que possa justificar meu pedido de socorro. Corro na acupunturista, que sempre me diz que está tudo bem. No dia seguinte, surge outro sintoma que considero mais grave ainda e ligo para uma amiga enfermeira que diz: "é comum, mas não é normal". Até que um dia essa amiga resolveu dizer: "Lorena, por que você quer ficar doente? Por que está se autodestruindo?". Aquilo foi um baque para mim. Pois os sintomas são reais e parece que ninguém acredita.

Diante do desespero de minha paciente, olhei bem em seus olhos:

– Lorena, eu entendo os seus sintomas. Você venceu muitos obstáculos dentro de si para estar aqui, como o preconceito e o medo de ir a um psiquiatra. Quando marcou esta consulta, foi porque não suportava mais, e isso reflete a gravidade dos sintomas que você está sentindo.

Ela abriu um sorriso enquanto desatava em lágrimas.

– Só o fato de ter alguém me escutando já me alivia, sabe? Eu juro que tentei de todas as formas. Mas eu desisto. Eu estou pedindo socorro. Não aguento mais. Eu juro que tentei de todas as formas.

Sua expressão mostrava o quanto confiava em mim naquele momento. Eu precisava confortá-la.

– Eu sei que você não consegue mais lutar com suas próprias forças. Você se sente esgotada. Mas a primeira coisa que quero lhe falar é: você não está sozinha. Você não é a única pessoa que sente isso dentro de si. Esses sintomas que você está sentindo, que chamam de síndrome do pânico, milhares de pessoas ao redor do mundo estão sentindo da mesma forma, neste exato momento.

Ela suspirou e pegou um lenço de dentro da bolsa.

– Será? Eu vejo as pessoas tão bem resolvidas em relação às suas vidas. Sinto como se só eu estivesse sofrendo, como se todo mundo lidasse bem com pressões e mudanças, como se todo mundo soubesse levar a rotina e relaxar... Parece que, enquanto o mundo está girando e as pessoas estão vivendo suas vidas, eu estou tendo essas crises. Não sei nem explicar o que acontece. Já recusei várias ofertas de trabalho porque achava que não ia dar conta. Na verdade, desenvolvi uma desculpa para mim mesma: eu penso que estou respeitando os meus limites. Mas sei que estou fugindo das crises e me sabotando. Eu tenho vergonha do que sinto. Parece que, se eu falar que não estou legal, que estou tendo crises de ansiedade, que preciso me cuidar, as pessoas vão me julgar. Vão falar que é frescura, que eu sou mal resolvida, que preciso arrumar um namorado ou qualquer coisa assim, sabe?

Eu entendia exatamente o que ela estava falando. Muitas pessoas não estão dispostas a se expor. Não falam sequer entre familiares ou amigos porque sentem vergonha. Acham que seria como admitir uma fraqueza e que seriam julgadas por isso.

– Muitas pessoas ao seu redor, que você nem imagina, estão sentindo o que você sente, querida. Eu poderia dizer que é um transtorno extremamente comum, mas com certeza não é normal. Nós, psiquiatras, chamamos esse conjunto de sintomas de Transtorno do Pânico. E o que isso significa? Que há algo de errado acontecendo com suas emoções.

– E por que comigo, doutor? Como isso foi acontecer?

– São essas respostas que vamos ter ao final da nossa jornada. Estamos apenas começando. Deixa eu te perguntar: o que está errado em sua vida para você ter essa explosão de sintomas?

Antes mesmo de ela começar a falar, eu disse:

– Calma, não responda agora. Nós vamos achar as respostas juntos! E aqui estará a sua cura.

Lorena deixou o lenço de papel cair no chão e se abaixou para pegar. Ainda envergonhada, disse:

– Medo e pânico são coisas distintas? – perguntou enquanto jogava o lenço no cesto de lixo. – Essas são as únicas emoções com as quais eu tenho convivido ultimamente...

– O medo é absolutamente normal no ser humano – falei para ela –, é uma resposta a um estímulo real, presente, porém potencialmente perigoso. Medo de uma cobra, por exemplo. É normal e necessário pra espécie. Ele é o responsável pela nossa sobrevivência até aqui. É esse medo que fez nossos ancestrais fugirem do leão, preservando a espécie humana.

Ela fechou os olhos e respirou profundamente. Parecia mais calma.

– O medo é sempre proporcional ao estímulo. Uma coisa é ver uma cobra e outra é achar que um ladrão está entrando em sua casa. Os níveis de alerta e palpitação são diferentes. O medo sempre será proporcional e adaptativo aos estímulos que o provocam. É pra ser sentido na hora e no local corretos. *Não tenha medo de sentir medo.*

Conforme eu falava, o semblante de Lorena ia ficando mais sereno. Pela primeira vez, abriu um sorriso:

– Sabe o que eu pensei agora? Esses dias vi um filme com a história de Maria Madalena. Ela saía correndo de noite para rezar na sinagoga, e as pessoas achavam que era louca. O pai dela e seus amigos diziam que ela estava com o demônio no corpo. Eles ficaram sabendo que havia um homem andando entre eles com a fama de "curador". E resistiram, mas estavam tão esgotados que, no dia seguinte, resolveram chamá-lo. Ele chegou na casa de Maria Madalena e a viu ali, deitada, cansada de si mesma, e disse: "Não há mais nenhum demônio em você". Esse homem era Jesus. Me sinto assim, agora, enquanto você diz com toda a calma do mundo que eu não preciso *ter medo do medo*. Parece que você está tirando os demônios de dentro de mim. Os demônios com os quais convivo em meu corpo.

Ficamos em silêncio por alguns segundos. Era curioso o fato de Lorena citar uma passagem de um filme bíblico. Pensei em revelar a ela que, quando jovem, eu era pastor e acreditava que os quadros relacionados à saúde mental estavam atrelados à espiritualidade, mas achei melhor deixar aquilo para outra ocasião.

– Lorena, diferentemente do medo, o pânico é uma resposta do nosso organismo sem um estímulo real ou mesmo aparente. É o medo sem causa. A pessoa apresenta uma reação de pavor sem a cobra estar lá. Está tudo tranquilo e a pessoa, de repente, sente o pavor, que é intenso e paralisante. Por isso a gente chama de crise de pânico, e tudo o que você está sentindo são sintomas dessa doença. O transtorno de pânico é caracterizado por crises recorrentes, sem motivo, e de difícil controle. Como as suas. O coração acelera, começam o suor, a falta de ar, os tremores, a tonteira, o ressecamento da boca, o formigamento, o medo de perder o controle e de ficar louco. Esses são os principais sintomas de um ataque de pânico.

Enquanto Lorena achava uma posição mais confortável, continuei:

– E você sabe qual é a grande maldade dessa doença, Lorena? É que uma vez que você tem um ataque de pânico, ele é tão horrível e amedrontador que você passa a temer novos episódios. Você não quer mais sentir aquilo, então começa a desenvolver ansiedade constante por medo de o ataque voltar e faz de tudo para evitar situações que parecem estar relacionadas com a crise. É o terror do pânico.

Eu expliquei a Lorena que, se alguém tem um ataque de pânico enquanto dirige, passa a relacionar isso ao pânico e não volta a dirigir por medo da crise. A pessoa costuma relacionar os estímulos das primeiras perturbações aos ataques, passando a evitar qualquer atividade que, na cabeça dela, possa precipitar uma crise.

Lorena ouvia tudo num misto de excitação e paz. Eu percebia que cada frase fazia eco em seu interior. Contou de sua irmã, que havia tido as mesmas paralisações e deixara de fazer várias atividades.

– Esse é o lado incapacitante da doença, porque a pessoa se esquiva de situações que ela acha que podem gerar o ataque de pânico, e aí a vida passa a ficar mais limitada. Essa pessoa perde oportunidades, diminui relações sociais e entra em um grau de sofrimento. E pode sofrer depressão pelo isolamento provocado. Vou te falar ainda outra maldade dessa doença: as pessoas com pânico tendem a reagir exageradamente a qualquer sinal do corpo.

Dito isso, ela se remexeu toda. Pude ouvir uma risada. Relatou que chegava a ser ridículo como sinais que poderiam passar despercebidos a deixavam em estado de alerta.

– Eu vi meu joelho tremer um pouco outro dia, depois de andar de patinete com as minhas filhas e achei que era do sistema nervoso, que era início de uma crise. Eu começo a ficar apavorada de ter alguma coisa com um simples estímulo do corpo. É terrível – contou.

– Você passa a ter uma interpretação catastrófica a qualquer estímulo físico. Vamos supor que você suba uma escada correndo. É normal que, no final, esteja palpitando, pois seu coração acelerou para mandar sangue aos músculos. Uma pessoa com síndrome do pânico interpreta aquele aumento de batimento como um início de crise. É exatamente essa interpretação que vai dar início a uma crise verdadeira, pois o medo de tê-la precipitará os outros sintomas do pânico. Ou seja, o *medo da crise* transformou o que era algo normal em uma crise de pânico, reforçando cada vez mais as interpretações catastróficas.

Os olhos dela arregalaram-se. Era como se estivesse achando um tesouro.

– Doutor, pela primeira vez estou entendendo o que está acontecendo comigo. Então a crise de pânico na verdade é uma crise de ansiedade?

– Bingo! Exatamente isso! É uma crise intensa de ansiedade. O ponto mais alto de ansiedade que um ser humano pode experimentar. Por isso a sensação de morte e de enlouquecimento.

– E qual a causa disso? Por que estou assim? Me ajuda, por favor. Eu não tenho mais energia pra lidar com isso.

– Lorena, nós temos bilhões de neurônios e neurotransmissores. Você é um ser biológico que precisa de células em pleno funcionamento para estar bem. O cérebro controla seus pensamentos e emoções através de reações químicas e elétricas. Tudo é regulado perfeitamente para que possamos sentir alegria em momentos felizes e tristeza em momentos difíceis. Dentro do nosso cérebro existe uma área que controla o medo. Ele é chamado de circuito do medo e controla a nossa resposta aos estímulos perigosos. Lembra-se da cobra e do ladrão?

Ela ouvia atentamente as minhas palavras.

– Como isso funciona?

– Quando você vê uma cobra, a imagem dessa cobra chega a esse circuito e ele dispara uma reação para te preparar, seja para a fuga, seja para o enfrentamento. As sensações que experimentamos nesse momento são chamadas de medo. Ele vai lhe proteger do perigo iminente da cobra. Claro, fugindo da cobra, seu circuito do medo volta ao estado normal de repouso. Esse circuito foi feito para ser uma reação a determinados estímulos perigosos e não para funcionar de maneira permanente. Se não tem estímulo, ele está em repouso. Nas pessoas que sofrem de pânico esse circuito está permanentemente ativado e de repente, do nada, ele tem um pico ainda maior. É a crise de pânico. Essa é a causa física e biológica da doença.

Ela tirou uma garrafa de água da bolsa e perguntou:

– Mas por que esse circuito se ativa?

– Adorei sua pergunta! Porque muitos pacientes acham que a consulta termina quando explico os aspectos biológicos da doença. No fundo, elas acham que a solução seria apenas controlar o circuito com alguma medicação. De fato, o remédio faz isso. Mas a parte biológica da doença é apenas a superfície do problema, a consequência de algo que está errado e provocando essa ativação permanente do circuito.

– Sim, doutor! Eu quero entender o porquê de eu estar assim – disse com certa motivação que, até então, estava escondida atrás de tanto cansaço e sofrimento.

– Lorena, há anos eu me dedico ao aprofundamento das causas dos transtornos emocionais. Após centenas de casos e muito estudo concluí que todos os transtornos emocionais são causados por três fatores. O primeiro é a genética. Nós temos genética para tudo. Às vezes alguém da família teve e você herdou isso como uma vulnerabilidade. Porém, na maioria das vezes, a genética não é forte o suficiente para determinar a doença, significando apenas que você tem uma fraqueza maior naquela área. Toda doença tem seu componente genético. Há pessoas com carga genética muito alta e outras, muito baixa. Aí é que entram os outros dois fatores. O segundo está relacionado ao ambiente no qual você está vivendo. Como está sua vida? Como está seu dia a dia? Você está sob muito estresse? Está com problemas financeiros? Está com problemas de relacionamento? Está feliz no trabalho? Lorena, aqui podem estar algumas das respostas sobre por que seu circuito do medo está ativado.

Ela voltou a chorar.

– Eu vivo, sim, sob muito estresse.

– Antes de falarmos do seu ambiente, deixa eu te contar o terceiro fator pelo qual nós adoecemos. Ele está ligado à sua personalidade... Dependendo das suas características individuais, você está mais ou menos vulnerável à doença. Você se conhece, Lorena? Sabe quais são seus pontos fracos? Quais são os seus medos? Por que tanta frustração?

Senti que ela ficou ansiosa. A respiração acelerou. Se eu não fizesse nada, ela teria uma crise de pânico ali, na minha frente.

– Calma. Feche os olhos e respire junto comigo. Pense que você venceu a barreira mais importante: o receio de pedir ajuda. Imagine agora que você está controlando sua respiração e seus batimentos cardíacos. Imagine-se vencendo o horror de perder o controle.

Ela ficou por cerca de cinco minutos ouvindo minhas palavras. Quando abrimos os olhos, pude notar um semblante mais tranquilo.

– Seu circuito do medo disparou. Seu maior problema não é esse. Seu inimigo não é aquilo que você vê ou sente. Ele está por trás disso. As reais causas da ativação do seu medo é que são suas inimigas. É nelas que você deve focar. Os sintomas só estão indicando que algo está errado. É o aspecto físico da doença. O controle definitivo será conquistado quando você enfrentar e superar as causas da hiperativação do sistema. E elas estão relacionadas ao seu ambiente e à sua personalidade.

– Mas como?

– Você precisa começar uma viagem para dentro de si. Por isso, sempre indico o acompanhamento psicológico. Na terapia, você não terá como fugir de si mesma. Primeiramente, você vai identificar os fatores estressores ambientais e aqueles ligados à sua personalidade que estão te adoecendo. Só a partir disso é que conseguirá estabelecer uma estratégia de enfrentamento. Afinal, de que maneira vai conseguir lutar contra um inimigo se você não o conhece? Além disso, gostaria de propor uma coisa que podemos fazer desde já: mudar seu estilo de vida! Como está sua alimentação? Você faz atividades físicas regularmente? Já experimentou a meditação? Como está sua vida social?

Lorena não conseguia nem piscar. Seus olhos apontavam para mim, mas seu espírito, não. Ela já estava mergulhando dentro de si.

– Vou ser sincera. Jamais imaginei entrar em um consultório psiquiátrico e ouvir tudo isso. Estou emocionada. Eu não tenho as respostas para essas perguntas. Sempre coloquei como desculpa a falta de tempo, minhas filhas e o meu trabalho. Quando marquei essa consulta, achei que, no máximo, sairia daqui com um remedinho para me sentir melhor.

– Vou falar uma coisa para você que o mundo precisa saber: antidepressivo não muda ninguém. Ele não resolve seus problemas, muito menos muda sua personalidade. Ele apenas atua na parte biológica da doença, controlando os sintomas físicos, como as palpitações e formigamentos. Só que aqui temos um problema muito sério: ao melhorar os sintomas, você começa a achar que o problema principal era esse e que está sendo resolvido. Mas quer saber de uma coisa? Você passa a viver uma ilusão. Com os sintomas controlados pelo medicamento, você começa a achar que tudo está bem de novo. Sabe o que acontece? No dia em que você parar de tomar a medicação, todos os sintomas voltarão, porque você não interferiu nas verdadeiras causas do problema. Por isso, as pessoas se acham dependentes dos antidepressivos. Porque elas não mudam a vida, apenas se medicam para controlar os sintomas.

– Nossa, doutor! Que forte! Isso quer dizer que a síndrome do pânico não é meu maior problema?

– Exatamente! A síndrome do pânico não é a sua inimiga. Ela é apenas a manifestação de que algo não está indo muito bem na sua vida.

– Então eu não preciso tomar um remédio neste momento?

– Posso até te receitar alguma coisa, para controlar o aspecto físico da doença e para que você tenha condições de enxergar o que acontece com mais clareza. Tudo isso que falei é para que você tenha plena consciência das causas de seu sofrimento. Sua cura depende do tratamento das três dimensões da doença.

– Eu sempre tive medo e certo preconceito com os remédios psiquiátricos. Mas, agora, estou vendo que, em muitos casos, apesar de eles não serem a cura, são importantes para o equilíbrio físico do cérebro. Estou correta?

– Perfeito! O medicamento vai equilibrar a hiperativação do circuito do medo e, a partir daí, você terá controle sobre os sintomas. Não tenha medo do remédio. Você não vai ficar viciada se seguir as orientações e usá-lo pelo tempo correto. Não vai ficar sedada, sem poder fazer as suas coisas. Você vai viver uma vida absolutamente normal. Quanto aos efeitos colaterais, eu vou monitorando e ajudando conforme for necessário. Mas lembre-se: estamos falando do tratamento biológico, e, como eu disse, essa é só a ponta do iceberg. Você precisará investir sua energia na resolução dos fatores ambientais e psicológicos.

Lorena parecia cada vez mais à vontade. A cada palavra, o semblante de angústia dava espaço a sorrisos e serenidade.

– Doutor, o senhor conhece pessoas que superaram a síndrome do pânico sem medicamentos? Apenas pela mudança do estilo de vida?

– Claro! A necessidade de medicar depende de duas coisas: da intensidade dos sintomas e do grau de incapacidade que eles provocam em cada um. Há pessoas que apresentam várias crises durante um mesmo dia, intensas e incapacitantes. Para esses casos, é praticamente impossível sair de casa. Para essas pessoas, o medicamento é importante. Mas eu quero contar uma coisa: a ansiedade patológica está intimamente relacionada ao estilo de vida. Sabe por que as pessoas estão enchendo os consultórios psiquiátricos em busca de remédios? Porque estão vivendo muito mal. Estão sedentárias, estressadas, se alimentando mal e dormindo pouco. Os sintomas psíquicos nada mais são que o resultado de anos de abandono de si mesmo.

– Uau! É verdade, doutor.

Comecei a contar para Lorena alguns casos de pacientes que se curaram quando renovaram suas motivações, força e energia. Iniciaram psicoterapia e a prática de atividades físicas, mudaram a dieta, começaram a praticar a meditação e passaram a cuidar da qualidade do sono.

Ela pensou em voz alta:

– De quanto esforço vou precisar para melhorar! Será que consigo?

– Essa pergunta é na verdade a razão pela qual as pessoas estão supermedicadas. Elas tomam um remédio para dormir, outro para acordar, um para sorrir, outro para esquecer dos problemas. Pois o que é mais fácil? Tomar um medicamento ou entrar em uma academia? A saúde mental é consequência de boas escolhas na vida, de disciplina e perseverança.

No caso da Lorena, sua resiliência me impressionava, pois ela tentou durante muitos anos lutar contra o pânico. Mas, naquele momento, estava pedindo ajuda. Não tinha mais energia para lidar com aquilo sozinha.

– Doutor, me ajuda. Eu não tenho mais condições de enfrentar isso sozinha.

Era legítimo medicá-la. Havia uma alteração física, cerebral. Não era fraqueza, nem mimimi. Era uma doença.

– Não se sinta mal, querida. Estamos apenas começando nossa jornada.

Ela assentiu enquanto enxugava as lágrimas.

Lorena não sabia que muito mais estava por vir. Essa consulta foi apenas um aperitivo, uma aula sobre a doença e suas causas. Faço isso primeiro, para combater o maior de todos os inimigos: o preconceito. Porque, uma vez que não conheço determinado assunto, posso achar o que eu quiser. Agora a Lorena, ao saber o que estava acontecendo consigo mesma, se acalmou. Ficou mais segura e motivada para enfrentar suas crises. O conhecimento transforma e liberta!

Meu trabalho não terminava ali. Era apenas o começo. Eu queria que ela fosse embora com um dever de casa.

– Lorena, vou deixar umas frases para você pensar até o nosso próximo encontro: a síndrome do pânico é só um diagnóstico. Um conjunto de sintomas. Uma linguagem que seu corpo e sua alma estão usando para dizer alguma coisa. Toda a ansiedade gerada dentro de nós precisa sair. À medida que ela vai se acumulando, nossa tensão vai aumentando. Se nós não a eliminarmos de forma saudável, por exemplo, praticando exercícios, ela vai sair de qualquer maneira, explodindo em seu corpo, em forma de sintomas físicos.

– Enquanto o senhor estava falando, me veio a imagem de um vulcão.

– Essa comparação é perfeita! A pressão que está embaixo da terra é tão grande que rompe todas as rochas até a superfície. A lava do vulcão são seus sintomas saindo pelos seus poros. O que está acontecendo nas profundezas? O que gera tanta tensão a ponto de explodir nessas crises de pânico?

O que eu quero deixar bem claro neste livro é que o diagnóstico psiquiátrico é a lava do vulcão. A medicina tradicional acredita que, ao esfriar a lava, ou seja, ao controlar os sintomas, o problema estará resolvido. Grande engano. Agindo assim, trataremos apenas a superfície do sofrimento, o que é visível. Por isso a maioria das doenças é crônica, recorrente, vai e volta. Por isso as pessoas se sentem viciadas em um remédio, porque estão apenas esfriando seus sintomas. E, de tempos em tempos, o vulcão explode.

Enquanto a conduta médica adotada com Lorena era uma, minha reação ao ouvir a situação do João foi extremamente oposta.

– A psiquiatria trata de transtornos mentais, não do sofrimento, João. A dor humana, quando dentro de uma situação normal, não é para ser tratada com medicamentos, e sim enfrentada e superada. As pessoas estão abusando de psicotrópicos para simplesmente aliviar suas dores.

João então soltou o peso dos ombros e colocou as duas mãos no rosto como se fosse fazer uma confissão. E nos minutos seguintes revelou o que o afligia em sua vida:

– Eu escolhi uma carreira da qual minha família pudesse se orgulhar e exerço a profissão com excelência. Minha empresa vai muito bem, embora os custos para mantê-la sejam altíssimos. Tenho um padrão de vida elevado, o que me torna refém do meu trabalho. Minha rotina consiste em acordar cedo, levar meus filhos para a escola e correr para o escritório, onde paro para almoçar no meio do expediente e fico até as dez ou onze da noite.

Aparentemente, João era um homem de sucesso. Porém o detalhe é que ele não aguentava mais a rotina. Não porque era exaustiva, mas porque o seu sonho não era ser empresário. O que João desejava era ser escritor.

Tinha passado por três processos de coaching que não fizeram muito efeito, mas que o forçaram a buscar soluções. Então começou a dedicar algumas horas por dia para escrever seu tão sonhado livro – e foi nesse instante que as coisas começaram a piorar, segundo ele.

– Em que momento você interrompeu o livro? – perguntei.

– Na verdade, eu precisei interromper porque tive um problema de saúde e fui internado. Então parei de escrever naquele momento. Acho que estava mexendo um pouco comigo.

– E as outras atividades, você deixou de lado também?

Ele abriu um sorriso. Era inteligente e sabia aonde eu queria chegar:

– Na verdade, comecei a trabalhar ainda mais. Mergulhei no trabalho e deixei aquele sonho pra depois.

A partir dali, João finalmente tocou no ponto: estava extremamente infeliz com a vida que levava. Acordava e não tinha ânimo para ir trabalhar, mas ia por obrigação. Era no trabalho que ele se desligava de seus problemas, resolvendo os problemas dos outros. Para piorar, seu casamento de mais de vinte anos estava praticamente falido. Ele dizia que mal conversavam, só brigavam, não tinham mais nada em comum e que ambos arrastavam aquela relação pelos filhos.

– Já falamos em nos separar, mas achamos que não seria bom para as crianças – soltou de uma vez.

– Além do coaching, você já procurou outro tipo de ajuda?

– Sim. Um grande amigo me indicou um psiquiatra. Tive certa resistência, mas ele insistiu demais, e não consegui vencê-lo. Ele foi taxativo: "João, você está com depressão". Saí da consulta com minha salvação: um antidepressivo. Realmente me sinto melhor depois que comecei a usá-lo.

– Melhor como? Você conseguiu mudar alguma coisa que estava lhe deixando angustiado?

– Ainda não consegui tomar nenhuma decisão, mas pelo menos não sinto mais aquela inquietação que me consumia.

Então, de forma carinhosa, falei:

– João, você não está melhor, está apenas anestesiado. Você estaria melhor se sua vida estivesse diferente pra valer. E não está.

Pode ser que você ainda não tenha percebido, mas João e Lorena tinham o mesmo inimigo – cada um a seu modo. Lorena vinha com o discurso pronto de que queria tratar a "ansiedade e o medo de morrer". João tinha alguns "conflitos" a resolver.

Aqui interrompo a história de ambos pra contar o porquê de a Lorena ter pânico e o João estar tão infeliz. Na verdade, os dois queriam mudar muitas coisas em suas vidas, mas havia uma força que impedia a mudança, e isso gerava uma tensão tamanha que qualquer ação se tornava insustentável. Toda vez que Lorena pensava em melhorar algum aspecto de sua vida, como morar em lugar mais tranquilo, tinha instabilidades emocionais.

Enquanto João sentia-se angustiado toda vez que começava a escrever as primeiras linhas de seu tão sonhado livro.

Os dois não conseguiam sair do lugar. Quando tentavam, eram impedidos por sintomas físicos. Esse fenômeno é a mais pura expressão de uma força universal chamada *resistência*.

2

Vencendo seu pior inimigo

Para que você possa entender o contexto, vou fazer duas perguntas simples: quantas vezes você teve um desejo grande de mudança e não conseguiu concretizar os seus planos? Quantas vezes você inviabilizou um projeto de vida procrastinando infinitamente aquela ideia sem saber que era a resistência que estava por trás daquilo tudo?

Lorena estava diante de um "ponto de inflexão" em sua vida. Só que a possibilidade da mudança a fazia sentir como se estivesse à beira de um precipício. Insegura, indefesa, sem qualquer possibilidade de recuar caso desse um simples passo. Ela ficava literalmente paralisada pelo medo e não conseguia se mexer.

A história começa quando ela decide se mudar de São Paulo. Lorena estava divorciada fazia cinco anos e morava no mesmo apartamento havia dez, então sentia que era hora de sair dali para dar início a uma nova vida com as duas filhas. Sonhava com qualidade de vida, ar puro, uma escola onde as meninas tivessem mais contato com a natureza, uma casa com jardim, diferente do apartamento onde vivia – que era quase uma lata de sardinha esmagada entre duas escolas –, e pior: ela precisava manter as cortinas fechadas o dia todo, porque sua janela dava vista para uma das salas de aula.

Então, movida por uma sede de mudança, visitou uma escola dos sonhos para suas filhas, fez planos, tomou decisões e sentiu-se compelida a criar sua nova vida. Só que não conseguia tomar as atitudes para mudar. Toda vez que tentava executar uma decisão em direção à sua mudança de vida, tinha uma crise de pânico. Manteve as filhas na escola com o discurso de que, primeiro, acharia uma casa. Só que ia adiando esse dia indefinidamente. Não saía para procurar a casa e, consequentemente, não tirava as meninas da escola. Logo, ficava colocando as duas situações atreladas uma à outra, sempre encontrando bons argumentos para justificar sua falta de atitude e manter sua ansiedade sob controle.

Só que, certo dia, dotada de uma dose de coragem, Lorena queimou a ponte. Aproveitou as férias e tirou as crianças da escola, porque sabia que a partir daquele momento não poderia mais voltar atrás.

Porém, não encontrou a casa ideal e, conforme a volta às aulas tornava-se mais próxima, ela começava a entrar em pânico. Literalmente estava apavorada com a mudança. E a falta de ação, que a cada momento era justificada de uma maneira, a deixava cada vez mais ansiosa, porque sabia que não podia mais adiar aqueles planos.

Todos nós experimentamos em maior ou menor grau esse tipo de situação. Todos nós já tivemos dificuldade para implementar mudanças em nossa vida e caminhar em direção àquilo que sabemos, do fundo de nossa alma, que é o melhor para nós.

A resistência é um fenômeno universal presente em todos os seres vivos e é como um carro com o freio de mão puxado. Ao mesmo tempo que você engata a primeira marcha e põe o pé no acelerador, o carro parece não andar. Às vezes, nem sai do lugar.

Essa força natural faz com que, psicologicamente, você seja "programado" para não mudar. O novo traz medo e insegurança. Para mudar, precisamos de coragem e por isso sua mente quer ficar onde está. Ainda que ela esteja sofrendo, prefere a comodidade da mesmice aos riscos de uma vida nova.

Nesse contexto, as fórmulas prontas de gurus e os livros de autoajuda para quase nada servem. Lorena já tinha lido todos. Não adianta vir com o papo de "eu quero, eu posso, eu consigo" porque, na prática, as coisas não são exatamente assim. Vamos voltar ao vulcão. Quando entra em erupção, ele devasta cidades de maneira assustadora, porque a tensão gerada em seu interior é tamanha que, ao explodir, ninguém é capaz de contê-lo. Basicamente, esse é o contexto na vida dos dois pacientes que retrato aqui neste livro.

A maneira como a lava do vulcão dava um jeito de aparecer na vida de Lorena era através das crises de pânico. Eram incontroláveis, violentas, fortes demais para que ela pudesse contê-las com sessões de respiração, meditação e ioga. Já no caso do João, a história ia além dos sintomas emocionais. Quando ele começou a escrever seu livro, a tensão gerada pela resistência foi tão forte que João a somatizou na forma de uma alergia grave, que não melhorava com o tratamento convencional, e ele teve que ser internado. Naquele momento, a resistência venceu. O vulcão explodiu. Ninguém sabia do sofrimento do João, que não era escancarado, feito o da Lorena. Ele não contava sobre seus sonhos e planos de vida nem mesmo para sua esposa.

Como eu disse anteriormente, todos nós experimentamos, em maior ou menor grau, esse fenômeno chamado resistência e temos dificuldade de implementar mudanças e caminhar em direção àquilo que seria melhor para nós. A resistência é toda força que te impede de caminhar em direção a uma situação melhor para você. Ela é toda força que está no caminho do seu aprendizado, amadurecimento, crescimento e que traga melhorias para a sua vida.

A resistência é uma das leis que regem o universo. Tudo o que é vivo, tudo o que se move está sob influência dessa lei. A física explica. Existe uma Lei Universal chamada Lei de Ohm. Uma lei que rege o funcionamento de um circuito elétrico, mas que serve para toda a natureza. Segundo a Lei de Ohm, uma corrente elétrica, para ir de um polo negativo para um polo positivo, precisa atravessar uma resistência, que, por sua vez, é diretamente proporcional à distância entre os polos. *A corrente elétrica é você.* O polo negativo é onde você está. O polo positivo são os seus sonhos, aonde você quer chegar.

A resistência é a força que está no meio do caminho impedindo sua passagem. Não há circuito elétrico sem resistência. Não há como ir do polo negativo para o positivo sem passar por ela. Não é possível melhorar de vida sem enfrentar as dificuldades. Não é à toa que o sentido real da corrente elétrica é do negativo para o positivo. Do positivo para o negativo não existe resistência. Ou seja: para piorar de vida não há resistência.

Outra coisa interessante dessa lei é que, quanto maior for a resistência, maior deverá ser a intensidade da corrente elétrica para conseguir sair do polo negativo e chegar ao positivo. Podemos entender a intensidade da corrente elétrica como a quantidade de energia que você terá que usar para alcançar seus sonhos. Quanto menos energia você tiver, mais dificuldade terá para superar suas resistências.

Entenda: todas as vezes que você for de um ponto negativo para um positivo, de menor tensão para maior tensão, vai encontrar resistência. A sua vida e as suas emoções funcionam baseadas nessa lei. Tudo o que lhe fizer melhorar ou evoluir vai fazer com que você encontre resistência.

Aqui está a primeira razão pela qual não vencemos a resistência: estabelecemos metas muito distantes. O sonho do João, de viver como escritor, era distante demais da vida que ele levava no atribulado escritório em São Paulo. Ele não tinha energia para superar essa resistência e atingir o ponto aonde queria chegar. E a corda arrebentou.

É por isso que muitos de nós deixam os sonhos pra lá. E, se a resistência existe e você está com dificuldade de vencê-la, duas coisas podem estar acontecendo: ou você colocou um nível de tensão inatingível – e mesmo tendo toda a energia do mundo a resistência será grande demais –, ou você está com a energia tão baixa que qualquer resistência já é o suficiente para lhe deixar onde está. Nesses casos, você se tornou um procrastinador e ficará parado no mesmo lugar.

Energia é a moeda do crescimento. Uma planta enfrenta resistência para crescer e um animal supera as resistências para continuar vivo. Tudo o que cresce passa pela superação da resistência, gastando energia. O mundo ser como é tem uma lógica. E é disso que vamos falar agora.

Antes de mais nada, entenda uma coisa: não deseje uma vida sem resistência. Não gaste 1% da sua energia pedindo para Deus tirar a resistência da sua vida. Ela, por mais absurdo que pareça, está ali a seu favor! Se você for para o polo positivo sem estar preparado para ele, nada fará sentido. É justamente no processo da superação da resistência que você será treinado para ocupar um degrau acima na sua vida. Porque nesse degrau serão exigidas capacidades que você não tinha quando estava no degrau de baixo. E o enfrentamento da resistência fará com que desenvolva essas qualidades. Só então você estará apto a ir para o degrau de cima. Isso explica por que muitas pessoas que ganham na loteria acabam perdendo tudo na mesma velocidade em que ficaram ricas. Elas não tiveram tempo para aprender a pensar e a viver de acordo com a nova circunstância, a de ter muito dinheiro, por isso não sabem administrar a bolada que ganharam e acabam gastando tudo. Não queira as coisas rápido em sua vida. Prepare-se para cada conquista, dia após dia. Desafio após desafio. Entender isso é um santo remédio para a ansiedade.

Vamos entender isso no caso da Lorena. Ela queria dar um passo importante e significativo na sua vida, mas sair de seu pequeno apartamento no meio da cidade de São Paulo para levar a vida que sempre quis numa casa com quintal, próxima à natureza, estava a uma distância muito grande. Eram cenários totalmente diferentes.

E aí, o que acontece? A decisão mais fácil de ser tomada sempre é desistir. Sempre é procrastinar a decisão. Só que isso começa a ser algo patológico na vida da pessoa, uma vez que sua energia passa a ser consumida pela ansiedade de se sentir impotente. E então você começa a evitar muitas coisas que seriam legais. E perde empregos, perde amizades, perde experiências, porque é mais fácil tomar a decisão de não fazer, já que você não tem mais energia nem para as pequenas mudanças e se retrai. A vida acaba sendo o básico do básico. Então vem o medo de não conseguir mudar, e a frustração, ao ver que nada dá certo, e, finalmente, chega a culpa, que massacra, por nos fazer acreditar que não merecemos as melhores coisas da vida. Pronto, está dado o terreno fértil para crises de pânico.

Outro segredinho da resistência é o automatismo da vida. Assim, ela consegue deixar tudo paralisado. A resistência tem muitas ferramentas. No caso da Lorena, eram os ataques de pânico. Toda vez que ela queria mudar, a crise estava lá, atuando como a arma poderosa da resistência. Foi preciso medicá-la a fim de controlarmos os sintomas e dar condições psicológicas para o enfrentamento daquela situação.

No caso do João, ele estava simplesmente sofrendo por viver uma vida que não queria viver. Ele encontrou no antidepressivo um alívio para esse atordoamento. Mas o que João ainda não tinha percebido era que o remédio estava servindo como uma arma da resistência. Quando João foi ao psiquiatra e se queixou de tristeza, apatia, desânimo e falta de motivação, rapidamente recebeu o diagnóstico de depressão. Mas ele não estava com a *doença depressão*. Ele estava insatisfeito com a vida que levava. Não queria mais trabalhar da maneira como trabalhava, nem fazer o que fazia. Sonhava em se dedicar a outra carreira e ainda por cima ostentava um estilo de vida que não era congruente com seus desejos de alma. Porém, eram congruentes com os desejos de sua esposa – que ele também entendia que não estava mais alinhada com os sonhos que João tinha para o futuro. A insatisfação – tanto no trabalho quanto na vida pessoal – fazia com que João mal conseguisse levantar da cama. João estava passando por uma profunda crise existencial, pois os sintomas eram completamente compatíveis com a situação de vida dele. Qualquer pessoa no mesmo contexto estaria sentindo o mesmo que João sentia naquele momento.

E por que eu digo que o medicamento estava jogando no time da resistência? Porque ele estava tirando a única força capaz de mudar a vida do João: a dor da vida sem sentido.

Por isso, ele levou um choque quando eu soltei durante uma de nossas conversas:

– João, medicamento psiquiátrico é para tratar doença, e não para aliviar o sofrimento provocado por uma vida ruim.

Enquanto Lorena estava precisando de um tratamento para enfrentar os sintomas de uma doença, João estava buscando subterfúgios pra fugir de sua própria vida.

– Você está percebendo que usa o medicamento sem necessidade? Ele vai te entorpecendo e impedindo de agir em direção ao que você quer para a sua vida. Porque, na maioria das vezes, o que nos impulsiona a fazer grandes mudanças em nossas vidas é o sofrimento. E seu remedinho está lhe tirando a única coisa capaz de fazer você mudar.

João ficou apreensivo. Relatou com precisão de detalhes como muitas vezes estava a um passo de fazer as mudanças que queria em sua vida, mas a força que o impedia era grande demais para que concluísse suas tarefas. Contou, entusiasmado, sobre as tentativas de mudança que já tinha feito depois das imersões com os coaches mais famosos do país. Um dos seus sonhos era conhecer um dos maiores coaches do mundo, passar uns dias fazendo uma transformação total e tomar as decisões que queria tomar em sua vida.

Confessou, envergonhado, que chegou a pensar em trair a esposa, porque constantemente sentia desejo por outras mulheres e imaginava-se fora daquele casamento, vivendo uma vida "livre". Contava nos dedos quantos anos demoraria para seus filhos crescerem – segundo ele, se separaria quando as crianças estivessem maiores.

Naquele dia ficamos conversando sobre o tamanho dos passos que João se dispunha a dar sempre que saía do lugar.

– Tem que ser tudo passo a passo. E os passos devem ser pequenos. Quando dá um passo pequeno, você se sente realizado, e isso gera mais segurança e autoestima.

Foi aí que ele confessou:

– Quando comecei a caminhar em direção ao que queria, eu explodi por dentro, adoeci gravemente. Foi justamente nessa época que aconteceu o episódio que me deixou internado.

Fiquei observando sua expressão congelada durante alguns segundos.

– Sabe, João... toda vez que viajo para fora do país busco um lugar onde tenha um vulcão. Eu sou apaixonado pela força da natureza e isso me leva a muitas reflexões. De tudo que já vi na natureza, o vulcão é a força mais poderosa que existe. Imagine a tensão gerada entre as placas tectônicas a quilômetros de distância da superfície da terra. Chega determinado momento que essa tensão é tão elevada que ela rompe todas as rochas acima dela e explode em forma de lava. Nós somos exatamente assim! Temos muitas placas tectônicas dentro de nós.

João não tirou os olhos de mim enquanto bebia um gole de água. Prossegui:

– Elas são os nossos medos, desejos, angústias, fantasias, raiva, prazer, inveja, ciúmes. Esses sentimentos ficam o tempo inteiro em atrito dentro de nós. O "querer" e o "não querer". O "amar" e o "odiar" ao mesmo tempo. O vulcão explode, meu amigo. O que aconteceu com você foi que o seu vulcão explodiu. E explodiu dentro de você. Não adianta apenas anestesiar os sintomas. O vulcão voltará a explodir.

João virou o rosto, como se quisesse fugir daquela conversa.

Por mais incrível que possa parecer, João e Lorena compartilhavam muito mais semelhanças do que diferenças.

– Lorena, você precisa vencer a resistência, e o primeiro passo para vencê-la é o autoconhecimento – expliquei para ela, quando já estávamos avançando em nossas conversas. – Você sabe do que gosta? Você sabe o que quer e o que não quer? Aonde você quer chegar? Como quer viver?

– Doutor, talvez a minha maior inquietação seja justamente saber aonde quero chegar e não conseguir sair do lugar. Não tenho ajuda de ninguém. Se pelo menos o pai das meninas me ajudasse com alguma coisa, ficaria menos pesado pra mim – desabafou.

– Tudo está única e exclusivamente nas suas mãos – disse a ela com cuidado.

Lorena não poderia condicionar as mudanças da vida a fatores externos. Essa é mais uma das muitas armas da resistência. "Só vou mudar quando tal coisa acontecer", ela dizia. E eu perguntava: "Mas quando isso pode acontecer?". Ela precisava de autorresponsabilidade para superar aquela resistência. Entender que podemos ser influenciados pelas circunstâncias e pelas pessoas ao nosso redor, mas, em última instância, as decisões serão sempre nossas. Se Lorena esperasse que o ex-marido suprisse todas as necessidades financeiras das crianças para começar a realizar as mudanças, estaria refém de um fator externo. Ela sabia que nunca podia contar com ele. Então por que colocava aquilo como condição?

– Lorena, não podemos esperar algo do outro. Você precisa trazer para si a responsabilidade das suas decisões e vontades. Isso está nas suas mãos. Você sabe que ele nunca teve condições de ajudá-la e não pretende fazer isso. Por que condiciona as mudanças a isso? A mudança só compete a você.

As minhas palavras pareciam ter acertado precisamente seu coração. Lorena suspirou e olhou na direção da janela do consultório. Tinha tanta raiva no olhar que parecia que saíam faíscas que estourariam os vidros da sala.

Ficou absorvendo aquilo para, depois, rebater:

– Isso é bem injusto.

Tive que esclarecer que não estávamos ali para debater a justiça das coisas e sim o que poderíamos fazer para vencer a resistência que a impedia de se mover em direção à vida que sonhava.

– Se fulano errou contigo, pare de massacrá-lo. Porque isso só te faz mal. Viva, senão a mágoa vai corroer aquilo de que você mais precisa para mudar: suas energias. Por isso eu disse que a primeira coisa para vencer a resistência é o autoconhecimento e a segunda é a autorresponsabilidade. Só você é responsável pela sua vida.

Lorena suspirou profundamente.

– Você acha que minha vida é fácil. Por acaso sabe como é cuidar de duas crianças sozinha e trabalhar? Sabe de quantas atividades eu preciso dar conta para tentar chegar ao final do dia com o mínimo de sanidade mental? Às vezes eu não consigo nem pensar de tantas coisas que preciso fazer. É muita coisa.

Diante daquele relato, entrei na terceira ferramenta para vencer a resistência: a organização. E a que me refiro? A cabeça de Lorena parecia um novelo de lã – e o pior, um novelo de lã que nem existe, na verdade eram fios desencapados e emaranhados dando curto-circuito entre si. Lorena precisava de uma organização interna para repercutir na vida externa. A mesa bagunçada, a cama desarrumada, o armário com roupas velhas. Isso era apenas uma manifestação do que acontecia internamente. Não adiantava culpar as crianças, ou suas condições. Ela estava internamente desorganizada.

– Lorena, sua cabeça está como um novelo. Seus pensamentos estão emaranhados uns nos outros, e isso é completamente improdutivo. Tudo o que é improdutivo joga a favor da resistência, e é por isso que você se sente tão sobrecarregada. Não adianta arrumar as gavetas e os armários achando que a vida vai ser diferente. Tem que começar de dentro para fora. É uma organização interna, etapa por etapa, pequenos passos, dia a dia, e aos poucos você verá os resultados. *Para mudar, você precisa ser eficiente.*

Naquele momento, Lorena pareceu relaxar. Ela sabia que quando isso acontecia e conseguia se organizar minimamente, sua cabeça funcionava melhor.

– Doutor, como faço isso, então?

Falei para ela pegar um papel e escrever as metas pequenas e realizáveis. Se queria mudar de casa, ela precisava descrever aquilo como sonho e desmembrar em pequenos passos. Cada passo podia até parecer ridículo, como pesquisar bairros para morar. Porém, ao cumprir essa meta, Lorena estaria conectada ao seu sonho.

– Mas isso vai ajudar em quê? – perguntou ela, cética.

– À medida que dá um "ok" para cada pequena meta, você se aproximará do seu sonho. Isso provoca algo em você: um fenômeno chamado autoeficiência. No final do dia você vai se achar incrível por ter cumprido tudo aquilo que se propôs. Você se sentirá bem ao saber que está caminhando em direção ao seu sonho, e que cada dia está mais perto dele. Isso faz a resistência quebrar.

Ao longo de nossas conversas, entre tantas semelhanças, percebi uma que unia profundamente Lorena e João: ambos eram muito exigentes consigo mesmos.

– Lorena, já falamos de tantas armas da resistência, né? O medo do novo, o medo do julgamento, o automatismo da vida e a desorganização mental. Agora vou lhe apresentar a mais uma: a mania de perfeição. Lembra-se de que eu falei que, para vencer a resistência, precisamos de energia? Então, se você achar que tudo o que faz deve ser perfeito, sem erros, precisará de muita energia para fazer tudo o que deve fazer ao longo do dia. E com certeza não terá. Aí o que acontece? Nada. Você faz somente as obrigações. Não consegue realizar seus sonhos e vive uma frustração eterna. Nunca teremos energia o suficiente para vencer a resistência chamada mania de perfeição.

Ela relaxou o corpo, cansada:

– Meu Deus, como é difícil... eu acordo e tenho vontade de afundar a cabeça no travesseiro.

– E é isso mesmo. Você sempre vai ter resistência pra sair do ponto onde está. Você precisa de energia. Vou repetir: no seu caso, o alimento preferido da resistência é o medo! O medo de conquistar. O medo de ser diferente. O medo de nadar contra a maré. O medo do fracasso. O medo de ser julgada. O medo de ser reprovada. Sua mente não quer novidades nem desafios. Ela quer manter a mesmice na sua vida. Ela está ganhando com isso, pois não está gastando energia. Para isso, ela te convence a ter medo do novo e a não sair do lugar.

Neste momento, Lorena começou a ponderar:

– É por isso que sempre tenho pensamentos do tipo: *será que vai ser mesmo boa essa mudança de casa? E se no fundo essa mudança não for boa pra mim?* Eu me pergunto essas coisas o tempo inteiro.

Olhei fixamente em seus olhos e Lorena esboçou um sorriso.

– Exatamente. Você está começando a desmascarar a resistência. Você está começando a identificar as desculpas que a fizeram ficar parada nos últimos anos. O sentido natural é ficar onde você está. Crescer é vencer. Por isso, quando crescemos, o estado atingido é inexoravelmente melhor que o de onde estávamos. Agora é a hora de você colocar energia. Agora você sabe quem são seus inimigos.

Naquele momento percebi uma energia diferente nela. Os olhos brilharam, os músculos se enrijeceram, a pupila dilatou.

Ela estava pronta para o combate!

A verdade é que a resistência alimenta tudo o que faz você ficar parado. Aonde quero chegar com isso tudo? Quero que você também comece a perceber as nuances da resistência em sua vida e a ter consciência desse fenômeno.

Começar uma atividade física, por exemplo, é ir do negativo para o positivo. Você vai melhorar seus condicionamentos físico, cardiovascular e cerebral. Você melhorará seu corpo e a sua mente. Pergunto a você: nós temos facilidade em sair do repouso e entrar em movimento? Não. Isso é resistência. Fazer uma dieta saudável, iniciar uma terapia, fazer um curso de ioga, de meditação. Tudo, absolutamente tudo o que for para melhorar sua vida passará pelo fenômeno da resistência. De que você precisará para vencê-la? De estratégia e energia.

Daquele dia em diante, a cada vez que eu encontrava Lorena, percebia que ela avançava em direção ao seu propósito. Estava confiante, organizada e dizia que, embora estivesse fazendo muito mais coisas dentro do seu dia em relação ao que fazia antes, não ficava tão cansada. Ela estava vencendo a arma da resistência: a procrastinação.

A estratégia das micrometas e a organização foram os pontos-chave da mudança e, dentro da sua rotina, Lorena começou a incorporar hábitos que beneficiavam sua saúde como um todo. Caminhava uma hora por dia, diminuiu o açúcar, os alimentos processados, a farinha branca. Estava encontrando espaço para relaxamento e meditação após o almoço e colocando no papel cada meta relacionada ao sonho de se mudar. Ia ticando uma por dia, conforme realizava. Isso a deixava satisfeita.

Enquanto isso, João, por sua vez, parecia cada vez mais resistente. Ele se dizia bem resolvido, que tinha começado uma nova imersão com um coach e, enquanto eu afirmava que a tentativa de mudança estava sendo de fora para dentro e teria que ser de dentro para fora, ele não conseguia entender.

– Mas estou mudando meus hábitos – insistia ele –, tenho meditado.

Eu tentava fazê-lo entender que não era só meditar e ficar repetindo o que desejava em forma de mantra. O pensamento não será alterado pela repetição de palavras. *Primeiro mudamos o pensamento e, depois, as palavras.* Essa é a grande razão da frustração das pessoas que investem em métodos superficiais de mudança de vida. Elas saem animadas, mas, com o tempo, voltam aos seus comportamentos habituais.

– Por quê? Para quê? Qual é a sua meta? Não adianta virar uma máquina de repetição.

João tinha incorporado o "espírito da alta performance". Repetia o que os gurus diziam e estava feliz com isso:

– Todo mundo fala que é bom, então eu vou meditar.

Não foi simples fazer João entender que a mola propulsora da mudança que ele tanto queria efetivar em sua vida se chamava motivação.

– João, isso tem um nome: paixão. Aquilo que faz seus olhos brilharem. É isso a mola propulsora do negativo para o positivo.

– Doutor, nos últimos anos da minha vida, tenho investido tempo e dinheiro exatamente nisso, em ficar motivado para mudar as coisas, e não tenho tido resultado.

– Você já sabe o que quer e o que não quer. Falta somente empenhar energia para quebrar o ciclo da resistência. O primeiro passo será vencer o medo da nova vida que está por vir. Ao mudar, você irá perder algumas coisas da vida atual. E talvez você não queira perdê-las. Você quer um futuro novo e, ao mesmo tempo, deseja levar coisas do presente.

Mas, assim como Lorena, João continuava delegando a responsabilidade das mudanças a eventos externos. E isso fazia a resistência aumentar ainda mais. As culpas que ele atribuía à esposa, à maneira como ela o tratava ou à sua indiferença não o ajudavam a perceber que precisava voltar-se para dentro de si mesmo.

– Se você não trouxer a responsabilidade para si, não vai mudar. Está nas suas mãos, João. Ninguém é culpado pela sua vida. Em última instância, todas as decisões estiveram em suas mãos. Se não teve coerção nem violência, você foi o único responsável por cada uma delas.

Uma coisa que sempre digo para quem está enfrentando processos de mudança é que devemos priorizar as coisas que queremos para nós. Eu tinha um amigo que dizia "a palavra prioridade não deveria ter plural. Ela deveria existir só no singular, porque, uma vez que tenho prioridades, não tenho nenhuma". E isso é a mais pura verdade.

O que eu lhe pergunto agora é: onde está seu coração? Com o que você gasta seu tempo? Onde você investe sua energia? Ali está sua prioridade.

O tempo foi um grande mestre no tratamento de ambos os pacientes. Lorena e João evoluíram, cada um à sua maneira, claro. As pessoas são diferentes.

Hoje, Lorena se sente uma vencedora. Não porque conquistou a tão sonhada casa, mas porque consegue cumprir as metas diárias em direção ao seu sonho. Ela já escolheu o bairro e o tamanho da casa. Já fez as contas para ver se o aluguel cabe em seu bolso. Já procurou escolas próximas da nova residência para suas filhas. Meu último contato com ela foi emocionante. Ela tinha marcado com um corretor para ver uma casa! A paz de espírito conquistada com a mudança a fez perceber como a ansiedade em querer mudar, e não conseguir, a fazia postergar seus planos. Percebeu que aquilo era algo simples de ser resolvido, caso desse um passo de cada vez.

E o João? Ah, o João... quanta resistência...

O João continua casado, trabalhando em sua empresa e tentando descobrir a fórmula mágica para a mudança de sua vida. Vive de rompantes emocionais. A cada imersão com um novo guru, acredita que chegou a hora de mudar. Crença que persiste apenas por algumas semanas, e tudo volta ao normal.

Tanto Lorena quanto João ouviram exaustivamente, durante nossas conversas no consultório, algo que eu quero deixar para que você reflita em sua vida hoje.

Lorena e João representam nossa sociedade. Estamos cada vez mais doentes, ansiosos, depressivos, insones e angustiados. As pessoas estão improdutivas mentalmente. São 24 horas ao longo do dia, e, quando você o espreme, para ver os resultados, você só fez o básico e o obrigatório. E o obrigatório não vai te levar para um estado melhor. Ele te mantém apenas no seu estado atual de vida, porque você simplesmente está se mantendo onde está. E, para que faça mais do que o obrigatório, você precisa de energia. Contudo milhares de pessoas estão sem energia, sendo consumidas pelo automatismo da vida. Por isso elas estão naufragando.

Para subir de volta à superfície, é preciso fazer mais.

Pegue um papel e uma caneta. Observe sua vida e responda às minhas perguntas:

- Você vive do jeito que gostaria?
- Você tem prazer na maioria das coisas que faz ao longo do dia?
- Quais são os seus sintomas? (Ainda que sejam fortes e incapacitantes como uma crise de pânico, não se preocupe com eles.)

Continue respondendo:

- O que está por trás deles?

- Onde está a raiz do seu sofrimento?
- A resistência está agindo de que forma em sua vida tentando sabotar seus planos e sonhos?
- Quais são os seus medos? São os medos da crítica, do julgamento, da comparação, do novo ou de perder alguma coisa?

Todo processo de mudança sempre vai nos trazer perdas e ganhos. Toda vez que vamos do ponto A para o ponto B, perdemos as condições que tínhamos no ponto A e ganhamos as novidades do ponto B. Essa talvez seja a causa principal da resistência humana. Não queremos perder nunca. Não queremos perder nada. A gente quer andar para a frente levando as coisas que já conquistamos, que estão lá atrás. Sua vida é como um barco. Se a cada porto você não descarregar para carregar novas mercadorias e seguir adiante só acumulando coisas, seu barco ficará cada vez mais pesado. Aí, você terá duas opções: parar de navegar e ficar com o barco ancorado na comodidade de um porto ou, se continuar navegando, afundar inexoravelmente. Eu costumo dizer que não tem como se deitar com Deus e o diabo na mesma cama. Não tem como querer um futuro diferente sem deixar coisas do presente para trás.

Lembre-se: a resistência é um fenômeno natural e universal. Não gaste 1% de sua energia tentando eliminá-la da sua vida. Faça o contrário: empenhe todas as suas forças para superá-la a cada dia.

O tamanho da resistência é diretamente proporcional à distância de onde se está para onde se deseja ir. Quanto maior a distância, maior serão a tensão e a dificuldade para alcançar seus sonhos. Maior será a quantidade de energia gasta ao longo do caminho. E a energia é a moeda do sucesso. Não a gaste à toa. Estabeleça micrometas todos os dias em direção ao seu sonho.

Isso lhe dará uma sensação de eficiência e realização que o motivará a seguir adiante.

Entre a Lorena e o João existem a Maria, o Pedro, a Valentina, a Márcia e o André. Cada um com seu nível de resistência. Cada um com uma capacidade específica para enfrentá-la. A resistência tem múltiplas faces. Indo do medo da Lorena à tarja preta do João.

Ser antitarja preta é entender que o medicamento psiquiátrico foi feito única e exclusivamente para tratar um transtorno mental, como no caso da Lorena. Nesse contexto, o medicamento faz parte do caminho rumo à cura. Porém, milhares de pessoas estão como o João: encontraram um remedinho que faz com que as dores da existência se tornem suportáveis. É mais fácil tomar o anestésico emocional do que pensar no que fazer com o casamento ruim, por exemplo. É mais fácil tomar um indutor do sono a passar a noite inteira sendo consumido pela insatisfação que você sente em relação à vida.

Calma! Não se desespere. Não se angustie. É a hora da transformação da sua vida. Não pense o tanto que você tem que mudar. Isso gerará muita ansiedade. Agora é o momento de se inspirar. Passe alguns dias refletindo para responder às perguntas que lhe fiz anteriormente. Coloque no papel seus sonhos. A cada dia, estabeleça pequenas ações em direção à concretização de cada um deles. Renove suas energias com um estilo de vida saudável. Exercite-se. Medite. Faça terapia. Alimente-se bem. E consulte um médico caso os sintomas persistam. Você chegará lá!

3

Felicidade

Estava cansada de não sentir nada.

Nem calor, nem frio, nem a impaciência gerada pelos dias longos, nem a alegria que poderia fazê-la sorrir e dançar. Nada provocava sua reação. Era como se estivesse com a alma anestesiada. Muitas vezes, via os filhos brincando, animados, e ensaiava um sorriso, mas era só um ensaio. Não havia alegria, energia ou força. Seu mundo se tornara cinza desde que começara a tomar o medicamento para depressão.

Para ela, aquele era o remédio para tanto sofrimento. Sentia que era melhor não sentir nada do que aquele vazio no peito, aquela angústia, a tristeza causada pela decepção de um casamento que não tinha tido o desfecho esperado. Ser jogada para escanteio pelo segundo marido, quando se sentia no ápice da vida, era um desgosto que ela não podia mais suportar.

Dia e noite via a vida como se seus sonhos estivessem enterrados de vez e não houvesse mais condições de caminhar sozinha. Era um sentimento de desamparo misturado com uma profunda melancolia. "Como ele foi capaz de fazer isso comigo?", repetia, enquanto soluçava com a cabeça enfiada no travesseiro durante noites seguidas. Tentava abafar o som do choro para que os filhos não ouvissem sua tristeza, mas acordava com os olhos inchados e a expressão de quem tinha passado a noite em claro.

Os dias que se sucederam à separação repentina tinham feito com que ela ficasse emocionalmente devastada. Não conseguia se recuperar. Chorava enquanto lavava louça, enquanto tomava banho, enquanto assistia à televisão. Era como se o seu corpo produzisse lágrimas o tempo todo. Remoía cada cena do casamento, torturava-se pensando o que teria feito com que ele desistisse dela e criava teorias da conspiração, encontrando problemas em sua própria conduta.

Sentada na poltrona, enquanto me contava o motivo pelo qual tinha tomado medicamento, não esboçava sequer um traço de tristeza. Tampouco felicidade.

– Você está feliz? – perguntei, provocando uma resposta curiosa.

– Nem feliz nem triste. A vida é morna para mim, mas, quer saber de uma coisa? É melhor assim do que aquela tristeza diária.

O antidepressivo tinha dado a ela uma sensação de anestesia emocional.

A história da Raquel começara bem antes daquele fatídico dia em que estava diante de mim, então com 44 anos. Tivera início com um episódio muito parecido: uma separação. Tinha sido abandonada pelo namorado aos 16 anos, e aquele fato a fizera amargar sua primeira tristeza profunda. Depois da paixão adolescente, dos sonhos de menina, ela viu seu namorado – o cara mais popular do colégio – desinteressar-se por ela, afirmando que os dois não combinavam mais. Raquel, então uma adolescente, seguiu sua vida e aí veio o golpe: ela teve vontade de entrar em seu quarto e nunca mais sair. Ficava dias e noites trancada, chorando sem conseguir controlar as emoções.

Por que isso foi acontecer justo comigo? Não vou ser feliz com mais ninguém!, ela pensava, ainda apaixonada pelo ex-namorado.

Emagreceu muitos quilos porque mal conseguia comer, escreveu cartas em seu diário que nunca chegou a enviar e depois percebeu que existia uma solução. Numa noite qualquer, meses depois, ela teve um insight: decidiu, ali, naquele momento, que a sua meta de vida seria ser feliz. E quando ela tivesse 60 anos de idade ensinaria o caminho da felicidade para as pessoas.

Fiquei observando sua expressão paralisada. Sua face já não transparecia emoção alguma. Estava com 44 anos e não percebia que ainda teria tanta vida pela frente. Mas as experiências que tinham levado Raquel até ali determinariam o rumo daquela conversa.

Antes disso, preciso apresentar o Tobias para você.

Coincidentemente, quando Raquel saiu do consultório, Tobias entrou. Um jornalista que se sentia angustiado e condenado à infelicidade. Trabalhava numa emissora de televisão local e vivia um momento ímpar em sua vida: tinha chegado aonde nenhum outro colega da faculdade conseguira. Seus familiares o viam como um exemplo de sucesso. Só que, em seu íntimo, acordava diariamente sem a mínima vontade de ir trabalhar. Vivia a vida que os outros tinham sonhado para ele e se encaixara direitinho naquele modelo. Mas a conta veio logo que Tobias percebeu que aparecer na televisão e ter *status* de celebridade não o fazia feliz. Para piorar, vivia um drama pessoal: ninguém sabia sobre sua orientação sexual, e todos esperavam que ele arranjasse uma namorada, sem imaginar que ele já vivia um romance às escondidas com um colega de trabalho.

– Minha vida é perfeita se as pessoas olharem meu Instagram. Quando me veem na rua, também imaginam que sou um homem muito feliz. Mas ninguém sabe o que eu sinto. Uma infelicidade que não me deixa mais viver. Não sei como explicar por que estou infeliz se teoricamente tenho tudo o que todo mundo quer. Tenho dinheiro, um bom emprego, sou saudável, só que eu trocaria tudo isso pra levar outro tipo de vida.

Dito isso, Tobias deixou as lágrimas caírem. Pediu desculpas por chorar e disse que aquilo não se repetiria, que não tinha o costume de ser "fraco", mas que não sabia mais o que fazer.

– Devo ter algum problema... eu não consigo mais viver assim. Eu tenho uma vida de mentira.

As histórias de Tobias e Raquel estavam pautadas na mesma coisa: a busca pela felicidade. Os dois, em algum momento de sua trajetória, decidiram que a grande meta de sua vida era ser feliz. Mas o presente era muito diferente do que ambos imaginaram. Enquanto Raquel vivia num estado de torpor, sem conseguir discernir a qualidade dos próprios sentimentos, completamente anestesiada, Tobias estava diante de uma encruzilhada: não via sentido na vida que trilhara até aquele momento e que tanto agradava sua audiência.

Antes de destrinchar os detalhes que os tinham levado ao meu consultório, serei direto: *a felicidade do ser humano obrigatoriamente está ligada ao processo do autoconhecimento.* É conhecer seu propósito e viver alinhado a ele. A plenitude não está no outro, nem no casamento perfeito, nem na carreira que todos à sua volta desejam. Não pode ser a meta final da vida de uma pessoa. Ela não é o fim, está no meio! Ela não é o objetivo alcançado, ela está ao longo do caminho para alcançá-lo.

E o que vou dizer agora eu vou repetir exaustivamente ao longo deste capítulo: a busca pela felicidade não deve demandar 1% da sua energia.

Enquanto eu observava a expressão de Raquel, ou melhor, a falta de expressão, vasculhava fundo sua vida.

Aos 44 anos, ela depositava toda a sua expectativa em mim. Dizia que estava esperançosa quando soube que eu estimulava as pessoas a recuperar a saúde mental sem necessariamente fazer uso de medicamentos.

– Você está mesmo disposta a ouvir tudo de que vamos tratar nesta consulta? – perguntei enquanto ela arrancava as cutículas com uma das mãos.

Deixei claro, desde o primeiro momento, que o caminho da saúde mental não era o mais fácil.

– Às vezes é árduo e precisa de disciplina e determinação – ressaltei.

Raquel dizia estar preparada.

– Então vamos voltar no tempo. Me conta como tudo começou.

Pela primeira vez, Raquel esboçou um sorriso. Lembrar do primeiro namorado a fez sorrir.

– Depois daquele término, ou melhor... daquele pé na bunda, decidi que minha meta de vida seria ser feliz.

Fez uma pausa, como se estivesse orgulhosa do que estava prestes a compartilhar.

– E decidi também que, quando tivesse 60 anos, eu ensinaria o caminho da felicidade para as pessoas.

Estava com 44. Muitos anos tinham se passado desde que estabelecera aquela meta para si. E isso com certeza era motivo para tanta inquietação. Pois, a cada dia, Raquel se sentia mais longe de alcançar seu sonho.

– E... embora eu já tenha tentado muita coisa... confesso que não tenho conseguido ser feliz. Por isso estou aqui. Eu preciso de uma luz.

Seu apelo vinha de dentro. Ansiava pela felicidade como se fosse a conquista de um Santo Graal, como se precisasse percorrer um arco-íris que traria finalmente um pote de ouro no fim do caminho. E após 28 anos do dia que considerava ser o mais importante de sua vida, o dia do insight, estava completamente esgotada buscando a tal felicidade.

Inclinou-se para a frente, como se estivesse disposta a fazer uma confissão.

– Meu pai era arquiteto, e fiz vestibular para arquitetura porque ele era... bem, ele era muito realizado com aquilo. – Revirou os olhos e continuou: – No meio do curso, eu vi que não era nada daquilo de que eu gostava... admirava demais o sucesso do meu pai, mas aquilo não era eu, e decidi fazer artes plásticas...

Suspirou profundamente.

– Parecia que eu tinha me encontrado, sabe? Estudar história da arte me fazia viajar no tempo... eu mexia com argila, tintas, pincéis enquanto aprendia sobre os grandes artistas. Eu sentia que tinha nascido para aquilo. Estava feliz. Essa foi uma época de felicidade para mim. No fim do curso, veio outro baque: tivemos um trabalho de conclusão no fim do ano e, no meio da banca de jurados, havia um famoso crítico de arte...

Raquel parou de falar e balançou a cabeça em sinal de descontentamento.

– Sabe o que ele me disse? – Quase pude ver uma faísca de raiva em seu olhar, mas ela logo se dispersou. – Que eu não tinha aprendido nem o básico. Perguntou o que eu tinha feito nos últimos anos. Disse que eu não levava jeito para nada daquilo.

Seu tom de voz começou a subir. Ela movimentava as mãos, tentando expressar sua frustração.

– Você consegue entender como foi aquilo? O baque que senti naquele dia? Eu desmoronei por completo. Como ele pôde? Ele estraçalhou os meus sonhos! Me quebrou em pedacinhos e me destruiu na frente de todo mundo. Era como se a minha vida, meu maior sonho, tivesse sido esmigalhado. Eu fiquei triste, como se tivesse jogado fora quatro anos da minha vida, como se eu fosse um fracasso completo.

Raquel parou de falar e passou a língua para umedecer os lábios antes de pedir um copo de água.

– Mas, nessa época, depois desse baque, eu achei uma pessoa que seria meu porto seguro. O meu marido. Ele... como eu posso dizer? Ele me fazia sentir segura, sabe? Cuidava de mim. Ao lado dele era como se as coisas estivessem no lugar. Tivemos um filho e as coisas começaram a ficar mais difíceis. O relacionamento foi se desgastando com o tempo. Eu me lembro que, quando acordava para amamentar durante a noite, eu me sentia tão distante daquela meta de ser feliz, sabe? Minha vida estava difícil de tocar. Era um peso constante. Nosso filho foi crescendo... mas a relação já estava degringolando... e, depois de cinco anos de casamento, nós nos separamos.

Era nítido que Raquel pautava sua vida na busca pela felicidade. Suas decisões eram sempre direcionadas a isso. A audácia de encerrar o curso de arquitetura, de tentar um curso no qual ela se sentia mais feliz e de colocar um ponto-final no casamento que já não ia bem. De fato, ela buscava ser feliz.

E, naquele momento, Raquel se levantou da poltrona e dirigiu-se até a janela. Ficou observando a chuva que caía antes de continuar.

– Sabe... quando terminei o casamento, eu senti que voltei a respirar... – Raquel balançou a cabeça. – Eu vi que tinha perdido a minha liberdade naquela relação. Voltei a sair com minhas amigas, me sentia mais leve. Mas dentro de mim meu coração ainda não batia forte, sabe? Estava bem, mas não estava *feliiiz*. Me sentia bem quando saía, quando dançava, quando bebia. Quando me divertia... mas, no dia seguinte, no sofá de casa, vinha aquela insatisfação, e eu percebia que faltava alguma coisa.

Ficava angustiada e tentando entender o que faltava... foi aí que resolvi mergulhar no meu trabalho.

Ela parou de falar por um instante, olhou o relógio e me perguntou se ainda tínhamos tempo na consulta.

– Claro! Pode continuar.

– Naquela época, eu era professora de uma escola infantil. Minha vida estava tão sem sentido que resolvi me entregar à profissão. Fiz mestrado em pedagogia, minha pesquisa foi publicada numa revista internacional, me tornei respeitada no meu meio profissional e, em poucos anos, já era diretora de uma grande rede de ensino. Eu tinha facilidade em conseguir o que queria. Ia fundo quando me dedicava a alguma coisa. Sentia que o sucesso profissional podia me aproximar daquela meta de ser feliz... não sei explicar... ou talvez a correria do dia a dia e os inúmeros compromissos não me deixassem pensar tanto em felicidade. Eu simplesmente trabalhava, cuidava do meu filho... era bom...

– E isso te preenchia?

Ela hesitou para responder.

– Preenchia... no início, preenchia... eu me sentia realizada, mas, para falar a verdade, em alguns momentos, eu fui feliz... Hoje, não sou mais.

Fez uma pausa de alguns segundos e continuou.

– Foi nesse período, na escola, que conheci meu segundo marido. Foi maravilhoso. Nós nos casamos e tive meu segundo filho. Eu realmente me encontrei... Estava feliz, e sentia que tinha encontrado a minha meta. Sabe aquela sensação de que se vive em um conto de fadas? Eu estava plena. Sentia que finalmente estava levando uma vida feliz... tinha um trabalho bom, reconhecimento profissional, bom salário e, agora, o homem dos meus sonhos!

Raquel falava num tom de saudosismo, como se quisesse ter aquela vida para sempre.

– O problema foi que eu caí do cavalo... Um dia, ele pediu a separação. Você consegue imaginar como eu me senti? Ele falou que estava esgotado da nossa relação. Tinha cansado de nós, mas disse que o problema não era eu... e ele poderia ficar um dia todo dando mil e uma desculpas, mas o baque foi muito profundo... E acho que de todos os baques que levei na minha vida, esse definitivamente foi o maior. Era uma facada pelas costas, porque eu não esperava aquilo, entende? Sabe quando está tudo bem, você está completamente apaixonada e o cara simplesmente diz que não quer mais?

Entreguei um lenço para Raquel enxugar as lágrimas que escorriam por seu rosto. A falta de expressão sentimental dava lugar à amargura.

– Minha vontade era de implorar pra ele ficar comigo, de fazê-lo enxergar o quanto a nossa vida era maravilhosa, de como tínhamos sido feitos um para o outro. Eu achava que a gente estava feliz! E isso foi uma pancada tão grande que eu me senti sem chão. Caramba... logo naquele momento que eu sentia que tinha encontrado a felicidade, ela escapava assim, entre meus dedos? Passei meses perturbada, chorando feito louca, quase sem saber no que pensar. Eu perdi tantos quilos que minha mãe começou a ficar preocupada. Ia na minha casa e me via jogada na sala, aquele monte de louça pra lavar, eu sem ânimo pra fazer nada, sabe? Tudo me gerava desassossego. Aí ela marcou um psiquiatra pra mim. Após ouvir minhas queixas, ele falou que eu estava com depressão profunda e me deu um remédio que eu tomo até hoje. Isso faz três anos.

Fiquei observando a maneira como ela se balançava de um lado para o outro. Tive a esperança de que eu poderia ajudá-la.

Ali, na minha frente, encontrava-se uma pessoa que não estava feliz nem triste. Vivia uma vida morna e estava conformada com isso. Dizia que era melhor que a tristeza profunda.

Então fiz a pergunta incômoda. Aquela a que nem todas as pessoas são capazes de responder. Aquela que ecoa na alma do paciente e ele fica tentando tatear o que perdeu pelo caminho.

– Raquel, em algum momento da sua vida você já teve paz?

Seus olhos, pela segunda vez, se encheram de lágrimas. Ela esfregou o rosto com as duas mãos e respondeu, de cabeça baixa:

– Eu nem sei o que é isso. O que eu mais queria na minha vida era ser feliz. Doutor, por que não somos felizes? Será que a felicidade é uma utopia na vida do ser humano?

A verdade é que estamos programados para ser infelizes. Se você não fizer nada, apenas nascer, crescer, se desenvolver, escolher uma profissão, casar, ter filhos, se aposentar e morrer, você será infeliz. Se você apenas acordar, viver o dia e dormir, você será infeliz. Se você não nadar contra a maré, será infeliz. Se você viver como todo mundo vive, será infeliz. Se você apenas absorver e replicar os valores atuais da sociedade, você será infeliz.

E por que isso acontece?

Porque o caminho da felicidade foi se destruindo à medida que a sociedade moderna evoluía. Em algum momento, nós nos perdemos. Estamos sem rumo e, aos poucos, fomos incorporando um estilo de vida completamente doentio.

Não precisamos mais ser, basta parecer ser. Essa é a razão do sucesso das redes sociais. Lá, podemos ser quem desejarmos, da forma que quisermos, a qualquer hora. Podemos dar espaço para as nossas fantasias e pseudorrealizações. Porém, é exatamente essa possibilidade que está corroendo a alma das pessoas de tanta angústia: porque, no fundo, apesar de todos acharem que estamos felizes, sabemos que somos *fake*, uma grande mentira.

Naquele mesmo dia, fiz a pergunta que faria Raquel bambear:

– Para que você veio ao mundo?

Eu sempre fazia a mesma pergunta para aqueles que estavam "em busca da felicidade". Porque, quando se descobre a razão pela qual viemos ao mundo, encontramos o nosso propósito de vida. E, se vivemos alinhados a ele e em direção ao que viemos fazer neste mundo, bingo! Sentimos a alegria de estarmos vivos.

Muitos pacientes chegam ao consultório com o questionamento "por que estou vivo?" e se dão conta de que levam uma vida automática e apenas cumprem seus papéis sociais, como trabalhar para pagar as contas, ver os filhos crescerem, cuidar do marido, da esposa, da casa e propagar a espécie. Se fôssemos apenas bactérias ou vírus, não teríamos problemas. Eles não têm consciência! Mas *nós temos*. E isso, ao mesmo tempo que é libertador, é um peso. A consciência é que exige de nós um sentido da vida para sermos felizes. Quando você descobrir, se sentirá realizado e pleno.

– Eu vim ao mundo para ser feliz – respondeu Raquel, categórica.

No entanto, aquela não era a resposta.

– Por isso você nunca conseguiu ser feliz – ressaltei. – Ao pensar assim, você acha que a felicidade está no mundo e que ele será o responsável por fazer você feliz, por meio das conquistas e das realizações. Por isso as pessoas casam e têm filhos. Porque elas acham que a felicidade virá dessa condição, que, de repente, por mudarem seu estado civil, a felicidade, como em um passe de mágica, chegará na vida delas. Como se um filho fosse o passaporte da alegria. Elas compram casas e roupas. Elas viajam pelo mundo inteiro. Sempre acreditando que a felicidade está no prazer dessas realizações.

O fato é que não só a Raquel mas muitas pessoas entram no meu consultório diariamente buscando a felicidade de forma egocêntrica, acreditando que felicidade é única e exclusivamente ter sempre prazer e bem-estar. Mas a realidade é que o propósito de vida nada tem a ver com isso.

Diante do Tobias, que já tinha alguma consciência de que não trilhava o caminho certo, as perguntas o fizeram refletir sobre a direção que deveria seguir.

– O que você gosta de fazer, Tobias? O que você faz que ninguém faz tão bem? Quais são os seus dons?

Ele trabalhava na emissora havia muitos anos, ganhava bem por isso, tinha grandes perspectivas de crescimento profissional, e, a princípio, só sentia que faltava alguma coisa. Não queria jogar tudo no lixo. Tudo o que tinha construído. Mas começava a se questionar se tinha feito as escolhas de forma correta.

– É difícil saber qual é meu propósito, né, doutor... – disse ele, encolhendo-se na poltrona.

Expliquei a Tobias que o nosso propósito geralmente está ligado aos nossos dons. Que o propósito é a base para nossas aptidões e nossos talentos. É aquilo que a gente faz sem muito esforço, porque nos é natural.

– Tobias, nosso propósito de vida é iluminar a existência humana com os nossos dons e talentos. E, quando fazemos isso, somos felizes. Neste exato momento, o mundo precisa de algo que só você tem, porém você está sendo engolido pela rotina e não consegue enxergar isso.

– Entendi... estou mesmo muito longe disso. Acordo e a única vontade que tenho é continuar dormindo... não tenho mais prazer na vida. – As palavras de Tobias saíam soltas enquanto ele olhava para as cortinas esvoaçantes do consultório, pensando em cada palavra que tinha saído da minha boca.

– Pois então... a felicidade não está no prazer da conquista de algo. Ela não está em levantar o troféu da realização das metas. Ela pode ser medida pelo nível do brilho em seus olhar ao acordar. Felicidade não é sinônimo de prazer.

Sempre gosto de dar um exemplo clássico do que é propósito de vida com a história da Cecília, minha esposa. Ela sempre foi apaixonada por animais, e eu percebia que era um amor diferente do que a maioria das pessoas nutria por eles. Ela tinha nascido para cuidar dos animais, sofria com eles. Era realmente vocacionada para esse tipo de cuidado.

Num país onde 30 milhões de cães e gatos estão abandonados nas ruas e a maioria deles sofre maus-tratos, você imagina o sofrimento da Cecília ao se deparar com um animal maltratado. Ela começou a pegar animais da rua e levar para casa, mas, com o tempo, percebeu que não era essa a solução. Até que um dia decidiu fundar uma ONG chamada Clube do Gato. Começou a sensibilizar a população acerca dos cuidados com os bichinhos, enfatizava a importância da castração, promovia adoções responsáveis e começou a viabilizar doações para levantar recursos para a manutenção dos projetos. Hoje, milhares de animais já foram retirados da rua e encaminhados para lares acolhedores.

Esse trabalho é árduo e penoso. Muitas vezes eu a vejo chorando pelas dificuldades encontradas em seu percurso. Mas posso dizer que Cecília tem uma razão para viver. É com esse trabalho que o coração dela bate forte. Ela não fica esperando ansiosamente as férias ou os finais de semana para se ver livre do trabalho. A motivação é sempre maior que o cansaço. É aqui que a felicidade a encontra todos os dias.

Veja bem: é a felicidade que encontra a Cecília. *Pois ela não faz o que faz para ser feliz. Ela faz o que faz porque nasceu para isso.* E, nesse caminho de realização da sua vocação, ela é feliz. Porque se a sua felicidade estivesse apenas no momento de entregar um animal para uma adotante, ou seja, no momento da "conquista do troféu", Cecília não suportaria. O prazer do troféu pode ser até intenso, mas é extremamente fugaz. Por isso as pessoas vivem de troféu em troféu, de prazer em prazer.

Vou contar um segredo: é ao longo do caminho que seremos preenchidos, que nossos olhos vão brilhar, e, mesmo que tenhamos momentos de tristeza e impaciência, nós nos sentiremos eficientes e realizados porque estamos alinhados com aquilo que viemos fazer no mundo e para o mundo!

Só que, de volta ao caso do Tobias, ele estava angustiado por não conhecer o seu propósito. E se existe algo nocivo para nossa saúde é fazer o que não nos preenche por dentro, o que não faz parte do nosso propósito. Por isso as pessoas que não vivem segundo o seu propósito vivem no automatismo. A vida sem sentido é completamente insuportável à consciência humana. A angústia é asfixiante. O automatismo, nesses casos, é um verdadeiro anestésico para a efervescência. A pessoa consegue sobreviver apenas riscando os dias vividos no calendário.

Tanto Raquel quanto Tobias representam milhares de pessoas neste momento. Estamos muito doentes. A sociedade adoeceu. Apesar do progresso tecnológico, de carros cada vez mais velozes e de televisões cada vez maiores, o número de suicídios cresce exponencialmente. Nunca consumimos tanto calmante no mundo. Assim como a Raquel, as pessoas preferem a anestesia dos medicamentos à agonia da vida. Ou como o Tobias, que consome em altas doses o automatismo da vida. Porque viver com a angústia escancarada na cara é muito sofrido, as pessoas preferem viver anestesiadas e se esquecem de que estão eliminando de sua vida o fator mais importante da transformação humana: a inquietação.

Um antidepressivo, nessa situação, é simplesmente um instrumento para a pessoa dar conta de viver. Para não estar pior. É como se ele lhe deixasse no nível emocional mínimo necessário para sobreviver. Claro que é melhor estar mais ou menos do que completamente ruim. Contudo isso é muito pouco para a vida humana. Definitivamente, você não veio ao mundo para se arrastar à custa de medicamentos.

Lembre-se de que a Raquel afirmou que nunca havia tido paz em sua vida. E a paz é a condição primária para a felicidade. Ela é o átomo que forma as moléculas. A paz é o estado de consciência que conquistamos quando controlamos as tensões diárias. As pessoas acham que terão paz quando seus problemas forem resolvidos, ou quando determinada situação não existir mais em sua vida. Pura ilusão! O segredo da paz não é desejar uma vida sem sofrimento: é saber gerenciar as tensões internas. O sentimento de culpa e a carência corroem sua paz.

É importante entender que a paz é o alicerce do castelo que será construído. E as pessoas se preocupam tanto com o fim que ignoram o caminho. Querem começar a construção de sua felicidade pelo telhado. A paz é uma forma de viver, uma forma de pensar e sentir. É um estilo de vida. É o conhecimento das leis que regem o Universo. É saber que tudo e todos fazem parte do Uno. É saber que nada lhe faltará se você estiver alinhado com sua missão.

Como saber se eu sou feliz? Você sabe que é feliz quando passa por adversidades.

Agora vou explicar a teoria do contraste. Você só sabe que está claro porque conhece o escuro. Você reconhece o quente porque sente frio. Mas deixa eu falar uma coisa: nem o claro nem o escuro existem. O quente e o frio também não existem.

O claro e o escuro não são inimigos, não são dois fenômenos distintos, muito menos antagônicos. Eles fazem parte do mesmo processo. São apenas variações do mesmo fenômeno: a intensidade da energia luminosa. Se falamos que está escuro é porque temos a ausência da energia em forma de luz. *Claro* e *escuro* são apenas palavras que criamos para nomear duas das várias intensidades possíveis da luz. A única coisa que verdadeiramente existe é a luz!

Com a felicidade é a mesma coisa. Alegria e tristeza não existem. Elas são apenas palavras que inventamos para nomear diferentes graus de intensidade da felicidade. Quando estamos muito bem, chamamos isso de alegria, e, quando estamos mal, chamamos de tristeza. Só que veja bem: não existe tristeza. O que existe é felicidade em menor grau. E você só é capaz de discernir uma das coisas quando experimenta as duas. O nome desse processo é um só: felicidade.

Observar a nossa escala de felicidade faz toda a diferença quando estamos no caminho, tocando a vida. E essa teoria do contraste é muito interessante para que sejamos aptos a fazer isso. Temos que insistir na pergunta: *o que dá sentido à nossa vida?*

As pessoas acham que fazer algo que dá sentido à vida é necessariamente fazer algo grandioso, para gravar seu nome na eternidade. É fundar uma instituição, alimentar milhares de crianças, salvar o planeta etc.

Porém, ressalto que viver com brilho no olhar não tem nada a ver com isso. Embora tudo o que citei até agora possa vir a acontecer, não é necessário que aconteça para que você seja feliz. Sua felicidade está nos pequenos gestos diários que, por sua vez, devem estar alinhados à sua vocação.

E como descobrir a sua vocação e o seu propósito de vida?

Pegue um papel para fazer algumas anotações. Comece por aquilo que você sempre gostou de fazer, desde a infância, por exemplo:

- Tocar um instrumento.
- Aprender uma língua estrangeira.
- Ensinar alguma coisa a outras pessoas.
- Cantar.
- Cuidar do jardim.
- Pintar paredes.
- Consertar carros.

Ao responder a essa pergunta, você descobrirá alguns de seus dons e aptidões, os quais são as bases da sua vocação e de seu propósito de vida.

Em seguida, reflita: *Como posso fazer para manifestar os meus dons?* Pensando na resistência, mencionada no primeiro capítulo, comece estabelecendo micrometas, passo a passo. Primeiro você terá que se dedicar ao aperfeiçoamento do dom que possui, estudando muito, para depois colocá-lo em prática.

Não fique ansioso. Ao se alinhar a seu propósito, você estará alinhado ao Universo, às Leis Divinas. Ele cuidará de seu caminho para que a sua missão seja cumprida!

Você pode me perguntar: "Doutor, você conhece pessoalmente casos de pessoas que foram em busca das suas vocações e propósito de vida?".

Conheço uma advogada que virou acupunturista. Um bancário que virou monge. Um diretor de uma grande empresa que descobriu seu propósito de vida cozinhando. Um universitário que virou jardineiro. Fora centenas de outros casos.

A verdade é que estamos condenados à infelicidade se não vivermos o nosso propósito.

Outra coisa que ouço diariamente, quando falo sobre felicidade, é que "as coisas não são tão simples assim". "Eu tenho uma família" ou "Eu tenho uma carreira de vinte anos" ou "Demorei tanto para passar nesse concurso" ou "Tenho um ótimo salário, não dá para 'chutar o pau da barraca' de uma vez, correr grandes riscos para percorrer caminhos que nem sei aonde vão chegar. Eu tenho responsabilidades."

Entenda uma coisa: nunca tome uma decisão pelo impulso ou apenas movido pela emoção do momento. Você realmente correrá sérios riscos de se arrepender. Tudo começa com o despertar da consciência. Esse é o meu propósito principal com este livro. Estimular você a sair da inércia, do automatismo da vida.

Está em suas mãos a opção de escolher a vida que deseja para si.

Muitos estão vivendo sem consciência. Nem imaginam as coisas que os fazem felizes e os realizam. Pessoas que escolhem a profissão para seguir a carreira do pai ou da mãe. Que se casam porque todo mundo se casa. Quem têm filhos porque todo mundo tem. Que buscam a tal da estabilidade a qualquer custo porque todos falam que isso que é bom. Vivem uma vida que o mundo construiu para elas. O preço é muito alto: a infelicidade. E precisamos estar atentos: é preciso vencer a covardia e ser arrojado. Porque somos feitos para não mudar e permanecer do jeito que sempre fomos. Essa é a lei da inércia. Para sair de um lugar para outro, precisamos de energia. Isso não é natural.

O início é o despertar da consciência. Você precisará passar por um momento de reflexões, para encontrar seu lugar neste mundo. Após o despertar, o segundo passo será o planejamento. Como você fará para viver conforme sua vocação? O planejamento é a verdadeira arma contra a impulsividade. Começa com o estabelecimento das micrometas rumo à realização de seus sonhos. Passo a passo. Dia após dia. Quando você iniciar a caminhada, seus olhos começarão a brilhar!

E, para que isso aconteça, você precisará do terceiro passo: coragem!

A coragem é a energia que você vai empenhar para mudar as coisas na sua vida. É se colocar na direção do seu sonho e ter a certeza de que ele vai se tornar realidade.

Esses três passos que ensinei aqui, o despertar da consciência, o planejamento e a coragem, são totalmente diferentes de "jogar tudo para o ar" como muitos "gurus" ensinam. Não vai adiantar nada fazer uma imersão de fim de semana, rasgar o crachá da empresa e pegar a mochila para viajar para a Índia ou terminar seu casamento do dia para a noite.

Não é pela emoção que você vai encontrar seu caminho: é pela razão.

Voltando para a Raquel, a paciente que apresentei a você agora há pouco, em uma de nossas conversas, eu falei:

– Trabalhar esse aspecto da felicidade é trabalhar o caminho. Não podemos desejar uma vida sem percalços. A felicidade não deve ser a sua meta. Dessa forma, você vai ficar esgotada. A felicidade não deve demandar 1% da sua energia. Gaste suas forças aperfeiçoando suas aptidões, para sair da inércia e ter o ímpeto necessário para mudar os rumos de sua vida.

– Doutor, eu não tenho energia para isso. Não consigo.

– Raquel, você está apenas anestesiada. Tomar antidepressivos ou calmantes sempre tem seu preço. Por isso eles devem ser ingeridos somente por pessoas com a doença depressão devidamente diagnosticada, e não apenas para aliviar o sofrimento de uma vida sem sentido. O que está acontecendo hoje é que milhares de pessoas não estão doentes, estão apenas sofrendo. Aqui temos um problema sério: as pessoas não querem mais sentir tristeza ou angústia. Diante de qualquer desconforto emocional uma consulta com um psiquiatra é marcada. Por sua vez, a psiquiatria, ao satisfazer esse desejo individual quando não há doença diagnosticada, quando não existe a necessidade real de se tomar medicamentos, se desvirtua da sua essência, tirando das pessoas a força mais poderosa de transformação pessoal e social: a dor.

– Entendi, doutor, então hoje mesmo vou tirar esse remédio da minha vida!

– Não, Raquel. Lembre-se: não tome decisões movida pela emoção do momento. Vamos passo a passo. Primeiro, você tem que estar muito bem para pensar em parar com o remédio. Segundo, os fatores que te levaram à depressão precisarão ter sido corrigidos. Porque, se tirar o medicamento sem corrigir os fatores causadores, você recairá na doença gravemente.

E para o Tobias a pergunta feita seguiu na mesma direção:

– Qual é o problema na sua vida que você precisa tomar uma decisão importante para resolver?

O anestésico do Tobias era outro: a fantasia. Ele fantasiava um futuro diferente, onde podia ser quem era, fazendo o que queria de verdade. Os sentimentos provocados pela ideia de um futuro perfeito funcionavam verdadeiramente como um anestésico da ansiedade que o presente provocava nele.

– Eu sei o que preciso fazer, doutor, mas não tenho coragem. Tenho muito a perder.

– Tobias, a coragem se fortalece ao longo do caminho.

Em relação ao processo de tomada de decisões na vida, as pessoas sofrem por dois principais motivos: pela impulsividade ou pela procrastinação. Agir por impulso aumenta significativamente a chance de erro e, por consequência, causa arrependimentos. Na procrastinação, a pessoa já sabe o que fazer, mas não faz. A consequência principal é arrastar o sofrimento, a angústia.

Tobias não falou nada. Mas fez uma cara de que tinha entendido tudo!

Depois de algum tempo, Raquel conseguiu trilhar um longo percurso, e então finalmente compreendeu que a razão de sua vida era ensinar. Mas não só ensinar, cuidar também. Pronto! Ela se achou como professora de artes plásticas para crianças especiais. Assim Raquel conseguiu unir várias de suas aptidões: a arte, o ensino e o cuidar. Veja bem: ela não estava fazendo nada de grandioso aos olhos da sociedade, nem tinha o tal do reconhecimento que tanto buscava, porém estava feliz com sua turma de trinta alunos! Muito tempo depois, quando voltou ao consultório, Raquel disse em tom de brincadeira: "Achei meu propósito".

– Doutor, sabe em que momento eu descobri que estava no caminho certo? Quando comecei a sentir paz. Paz, como nunca havia sentido na minha vida! Foi dessa maneira que tive as pistas de que estava na direção certa.

De todas as coisas da vida, uma das poucas que podemos afirmar com absoluta certeza é que é possível trilhar inúmeros caminhos e recomeçar sempre que for preciso. Claro que existe a vida ideal e a real, que nem sempre é perfeita como gostaríamos, mas, a cada dia, podemos encurtar essa distância, trazendo mais cores à nossa vida, fazendo com que a nossa escala de felicidade seja cada vez maior.

Vencer a covardia para seguir em direção ao que viemos fazer nesta vida é uma das melhores estratégias para celebrar um caminho que, embora possa ter contrastes, nos trará paz. A condição primária de um caminho preenchido.

Não esqueci de contar sobre o Tobias, não! Tempos depois de nossa última sessão, enquanto eu passeava em um shopping, o encontrei na mesa de um restaurante e ele prontamente me convidou para almoçar. Vou confessar: estava muito curioso com o que tinha acontecido com ele.

Quanto à profissão, finalmente tinha conseguido romper com a inércia para seguir em direção ao seu sonho. Havia pedido demissão, juntado um bom dinheiro e tiraria um ano sabático para viajar por países asiáticos e europeus dali a dois meses. Segundo ele, seria uma viagem para se reencontrar. De fato, Tobias parecia muito mais maduro e consciente de si! Quanto à vida pessoal, ele ainda não tinha assumido a homossexualidade. E isso era causa de grande sofrimento. Eu disse:

– Calma, Tobias. Passo a passo, dia após dia!

A tal da carência

Estávamos sentados um diante do outro na nossa primeira consulta. Existia uma certa aflição no ar. No silêncio, ele dizia muito. Sua perna esquerda balançava sem parar, como se aguardasse algo importante. Percebi que era desconfortável para ele permanecer sentado.

– Vim buscar uma segunda opinião – disse ele, mantendo a inquietude.

Não era raro que aquilo acontecesse no meu consultório. E eu sempre incentivava até mesmo os meus pacientes a buscarem outras opiniões. Médicos podem trazer visões distintas e singulares sobre cada paciente, então aquele era mais um caso de um jovem que já estava em tratamento psiquiátrico, mas queria ouvir algo novo.

Como sempre achei muito simplista só ajudar as pessoas do ponto de vista do diagnóstico e do medicamento, eu sentia que precisava saber mais. Comecei a ouvir melhor o paciente. Comecei a perguntar os porquês. E isso não ocorria apenas com ele. Sempre que um paciente chega para mim e diz que está com sono ruim, triste, desanimado, sem energia ou ansioso, eu pergunto: "Tem alguma razão para você estar assim? Por que será que você está sentindo o que está sentindo?".

Não adianta somente ouvir as queixas do paciente para medicá-las. Isso não resolverá o problema, apenas o aliviará.

Em minha jornada, ao longo de vinte anos de psiquiatria, à medida que eu me aprofundava nos porquês, encontrava duas causas do sofrimento humano: o sentimento de culpa e a carência. Hoje posso afirmar que esses dois sentimentos são os responsáveis pela grande totalidade do sofrimento humano.

E o Thiago estava ali, naquele dia, buscando uma solução, porém ainda não sabia a causa do problema que estava vivendo.

Era um homem bonito, no auge dos 34 anos. Mantinha o cabelo liso desgrenhado e passava a mão por ele constantemente. Sua aparência era impecável: vestia uma camisa de linho bem passada, dobrada cuidadosamente na altura dos cotovelos, que deixava seu relógio à mostra, e uma calça social com sapato esportivo que lhe dava um ar descontraído.

A história de Thiago foi sendo escancarada ali, diante de mim, sem muitas delongas. Não tinha pudores em admitir o que o levava até ali e quis logo destrinchar todo o seu repertório de vida de uma vez só.

Ele era mineiro e morava sozinho em Brasília. Trabalhava como servidor público e tinha um emprego estável. Nunca havia se casado e não tinha filhos. Começou exatamente pelo início, explicando sua infância cheia de traumas.

– Eu era o gordinho da sala, sabe? Minha mãe é descendente de italianos e gostava muito de cozinhar. Sou filho único e ela fazia pães, macarrão, doces... O jeito que ela tinha para me mimar era fazendo comida... só que eu tinha tendência a engordar, e como era muito branquinho e não fazia nenhuma atividade física, logo ganhei o apelido de Polenguinho. No começo, não entendi o motivo, mas depois me toquei de que tinha um queijo branquinho, gorduroso e molenga que as crianças comiam e o apelido tinha surgido dali. Minha mãe tentava me defender, fazendo eu não me misturar com ou outros, e aquilo me

80

incomodava demais, porque eu não queria ela me defendendo, mas também não me sentia capaz de me defender sozinho. Ia ficando cada vez mais retraído e sozinho. E os mesmos meninos do prédio eram os caras bacanas da escola, que sentavam no fundão. Eu sempre era a piada. Havia dias em que eu acordava e não tinha vontade de sair da cama. A época do colégio foi uma verdadeira tortura.

Thiago se jogou na poltrona e abriu meio sorriso, como se estivesse envergonhado em trazer aquele tema. Eu o interrompi:

– O bullying é uma maldade terrível. Ele imprime traumas na mente da pessoa que ela vai carregar pelo resto da vida.

Thiago suspirou e contou que essa experiência fez com que ele passasse a perseguir a magreza obsessivamente. Foi na adolescência que fez um tratamento com um endocrinologista e logo em seguida chegou a um peso ideal. Os anos foram passando, no entanto o fantasma do passado sempre o assombrava.

– Eu já estava na faculdade, a galera era outra, meu corpo estava legal, mas eu ainda me sentia rejeitado. Ainda me sentia aquele menino gordinho. A impressão que eu tinha era de que eu estava sendo observado e julgado pela minha aparência o tempo todo. Eu comecei a namorar, mas os meus namoros sempre foram curtos. Parece que nenhuma mulher consegue ficar comigo por muito tempo. Minha primeira namorada, por exemplo, era lindíssima, e a sensação que eu tinha era de que a qualquer momento ela ia me largar, que um dia ia acordar e ver que estava enganada. Eu sempre tive esse sentimento de que estava tendo muita sorte quando começava a namorar. Fazia tudo por elas. Mas não engrenava. Minha mãe insistia muito para os namoros vingarem, mas também gostava que eu ficasse ali, debaixo da asa dela, quando terminava.

Ele deu uma pausa e começou a se sentir mais à vontade na conversa.

– E os amigos? Você tem uma boa rede de amizades hoje, Thiago?

Ele sorriu espontaneamente. Tinha os dentes alinhados e impecavelmente brancos, e isso fazia com que seu sorriso se destacasse ainda mais.

– Doutor, os meus amigos também não ficam por muito tempo. Minhas amizades não se sustentam. Desde a faculdade é assim. Atualmente, no trabalho, sempre procuro trocar o setor onde estou em busca de novos círculos de amizade, porque parece que enjoam de mim. Sempre estou só.

Ficou um tempo alinhando a dobra da camisa e continuou:

– Aos 25 anos eu tive minha primeira crise de depressão e fui parar em um consultório psiquiátrico. Uma amiga da minha mãe insistiu e eu fui. O médico prescreveu um medicamento que me fez sentir melhor. Eu ia na academia, emagreci, e fui melhorando a performance no trabalho também. Parecia que as coisas começavam a entrar nos eixos. Foi por essa época que comecei a estudar para concursos públicos, porque meu pai sempre dizia que era mais seguro do que a vida de comerciante que ele levava, mês com dinheiro, mês sem, e acabei passando em um. Foi aí que vim parar em Brasília.

No trabalho, apesar de não ter amizades sólidas, as coisas iam de vento em popa para ele. Era reconhecido e elogiado constantemente pelo chefe e, quanto mais recebia elogios, mais se dedicava ao trabalho. Não era mais o Polenguinho malfalado da infância. Era um profissional respeitado e incansável que trabalhava catorze horas por dia pra dar seu melhor.

Após vários anos de tratamento, Thiago suspendeu o antidepressivo por se sentir muito bem. E foi aí que percebeu que sua vida degringolou. Após alguns meses, voltou a comer e a beber compulsivamente e engordou vinte quilos. Não tinha ideia de como aquilo havia acontecido tão rápido.

Expliquei a ele que o medicamento vinha fazendo a contenção dos sintomas e do comportamento. Mas a causa não foi tratada.

– Eu voltei no psiquiatra, que prescreveu a mesma medicação, mas parece que ela não está tendo o mesmo efeito de quando tomei pela primeira vez.

Então de um lado eu tinha o Thiago, que chegou até mim trazendo todos aqueles sintomas clínicos da depressão e de uma vida cheia de traumas, e, de outro, uma nova paciente que chegava ao consultório com uma queixa no mínimo curiosa. Ana Paula vinha em busca de um tratamento para o namorado. Queria saber se era normal que tivessem uma relação tão conturbada como a deles.

– Eu estou ótima. Uma amiga insistiu que eu viesse conversar com alguém sobre isso. Nem sei se esse é o lugar e nem acho que é um problema, mas, enfim... eu tenho um namorado superpossessivo e queria entender se a gente tá numa relação doentia.

Aquela não seria a única queixa de Ana Paula. Assim que se sentiu confortável, pediu um café e desatou a falar sobre sua vida.

Tinha 41 anos, era solteira, bem-sucedida, dizia que estava na melhor fase da sua vida mas que não queria colocar tudo a perder mais uma vez, agora que finalmente o namoro estava engrenando.

Começamos a cavar fundo em sua história e não demorou para ela contar todo o enredo de sua vida. Era a filha do meio e sempre se sentira um pouco excluída porque achava que seus irmãos recebiam mais atenção dos pais do que ela. Sempre precisava fazer mais do que eles para se destacar minimamente. Quando ainda era adolescente, o pai se separou da mãe e foi morar com outra mulher. Ela se sentiu ainda mais sozinha porque a mãe se apegou aos irmãos e assim Ana Paula cresceu, tentando ser reconhecida na escola e mais tarde no trabalho, para ter algum valor.

Disse que suas relações amorosas nunca davam certo. Começavam, ela se enchia de expectativas, e logo terminavam. Ana Paula se remexeu na cadeira.

– Eu não sei se é porque sou muito autossuficiente... acho que eles não bancam uma mulher como eu, sabe? Eu tenho meu dinheiro, meu apartamento, meu carro... acho que os homens não dão conta disso. Devem querer as menininhas que eles podem proteger, sei lá. Eu dou tudo de mim, sou uma namorada maravilhosa. Nossa, eu queria namorar comigo – dito isso, revirou os olhos e deu uma gargalhada. – Desculpa, doutor... é que não é por isso que eu estou aqui... nem sei por que eu vim, na verdade. Eu estou namorando agora com um cara bem legal e estou gostando dele, mas ele é meio possessivo... não consigo respirar direito. Não posso dar um passo que ele telefona pra saber onde eu estou. E fica monitorando meus passos. Eu entrei nessa e agora não sei se é legal, sei lá.

Ana Paula continuou falando sem respirar, e deixou escapar que estava feliz com ele porque tinha passado bastante tempo sozinha. Tinha sofrido muito e chegava a tomar uma garrafa de vinho por dia quando estava solteira, mesmo sabendo que aquilo não era legal.

– Tenho tudo na minha vida. Não sou rica, mas tenho dinheiro para minhas coisas e um trabalho legal. Meu ponto fraco é o amor. Não consigo ter um relacionamento saudável.

Esse começou bem, eu o amo de verdade, parecia que tudo estava dando certo, mas sei lá... eu não sei o que está acontecendo... queria sua opinião pra saber se ele é psicótico. – Ana Paula deu outra gargalhada que mostrava seu senso de humor, mas também transparecia uma preocupação genuína.

Então ela começou a destrinchar uma série de episódios contando sobre as perseguições dele, e como a relação andava problemática.

– Ele é meio possessivo, como eu já falei, sabe... Manda eu tirar foto de onde eu estou, quer saber com quem eu estou, a que horas vou voltar para casa... Mas sabe o que é mais louco nisso tudo? Ao mesmo tempo que me sinto sufocada, eu me sinto amada. Penso que ele está cuidando de mim, que se preocupa. E eu vou entrando nesse jogo. Isso é normal?

Mordeu o lábio inferior e soltou um suspiro discreto.

– Pode fumar aqui? – perguntou.

Eu contei esses dois casos em seguida um do outro porque a princípio pode não parecer, mas a Ana Paula e o Thiago tinham a mesma raiz para suas queixas.

Quando perguntei ao Thiago se ele tinha prazer em viver, ele se debulhou em lágrimas. Disse que o serviço público massacrava sua vida, mas que era ali que ele tinha reconhecimento.

– Pra ser sincero, nem sei o que eu queria fazer. E nem é isso que vim procurar nesta consulta. Vim aqui para saber se esse diagnóstico está certo e se tem um remédio mais forte para eu tomar.

O que o Thiago não percebia era que o antidepressivo não permitia que ele entrasse em contato com os buracos que foram cavados em sua alma desde a infância. O remédio estava funcionando como um tampão, um preenchedor das crises existenciais. Quando suspendeu o tratamento, tudo isso veio à tona. Só que o quadro voltou com mais gravidade, porque nem força para preencher esses buracos ele tinha. Por isso tinha a sensação de que o antidepressivo não fazia tanto efeito.

O que estava por trás da depressão do Thiago e das dificuldades da Ana Paula? Ambos sofriam de um grande mal da humanidade: a carência.

A carência no Thiago se manifestava em forma de compulsão alimentar e depressão. Ele achava que seus problemas eram esses sintomas, como a dificuldade em controlar o impulso alimentar, o ganho de peso, o desconsolo profundo, o desânimo e os pensamentos negativos. Eram essas queixas que os médicos viam. A cada médico que ele procurava, o diagnóstico era claro: "depressão".

Eu dizia: – Thiago, ou você resolve a raiz dos seus sintomas ou você vai ficar dependente do medicamento a vida inteira.

Muita gente se pergunta: mas o que é carência? Carência é a sensação que você tem e que todos nós temos de que nos falta algo ou alguém ou alguma coisa. Nunca se esqueça desta frase: carência é a sensação de falta, de algo que acho que preciso ter e não tenho.

Há uma diferença entre carência e necessidade. Podemos entender *necessidade* como algo básico à nossa sobrevivência. Sem aquilo a vida não seria possível. Estamos falando de necessidades físicas, biológicas, emocionais e espirituais. Beber, comer, ter as necessidades fisiológicas supridas, ter um certo nível de paz e tranquilidade, uma conexão com o universo. Isso é uma necessidade.

A partir do momento em que a gente nasce e começa o nosso desenvolvimento, o mundo vai nos apresentando a novas "necessidades". E o que acontece? Isso vai formando os buracos negros da alma. A carência é construída à medida que você incorpora as necessidades aprendidas como verdadeiramente suas. Você tem certeza de que precisa de um corpo perfeito, ser bem-sucedido, ser feliz o tempo todo, ter um bom casamento, filhos, uma linda casa. Quanto mais necessidades são criadas dentro de nós, mais carentes vamos ser. Mais buracos você terá dentro de si. Mais tempo você se dedicará ao preenchimento desses buracos.

As perguntas que fiz ao Thiago diziam respeito à vida que ele levava.

– A vida que você vive, por exemplo, a profissão que você escolheu, o que você acha que gosta e que não gosta, suas metas, sonhos... foi você que construiu ou construíram para você?

E eu quero que *você* também reflita sobre isso enquanto lê este livro: foi você quem construiu seus gostos ou foram as pessoas que construíram dentro de você?

Foi você quem escolheu estar onde você está agora ou o mundo que escolheu para você?

E aqui vai o primeiro conselho: quanto mais a construção dos seus desejos é dos outros e não sua, mais carente, angustiado e ansioso você será, porque viverá a sua vida inteira tentando satisfazer esses desejos e anseios que nem são seus. E sabe o que é pior? Toda vez que conquista algo que não nasceu dentro de você, você não se sente realizado. A alegria da conquista dura pouco e logo em seguida o vazio do buraco estará lá de novo.

Existe uma teoria da física que gosto de mencionar para explicar a carência humana, a teoria do buraco negro. Ao contrário do que todos pensam, o buraco negro não é um lugar vazio. Ele é cheio de energia. Cheio de coisas e puxa tudo para dentro de si. Ele é tão intenso que nada, nem um átomo, nem a luz, pode escapar dele. Tudo o que chega perto é consumido por ele.

A carência é exatamente como um buraco negro que se alimenta de toda a energia que está dentro de você. Isso explica o porquê de o homem moderno estar vivendo uma epidemia de falta de energia. De cada dez pacientes que me procuram, dez apresentam a seguinte queixa: "Doutor, eu não tenho energia para nada".

Para ter a sensação de que não temos esses buracos dentro de nós, os alimentamos diariamente com tudo o que temos à disposição: comida, álcool, trabalho, compras, reconhecimento, sexo, drogas, mentiras. Aqui está a grande razão dos comportamentos repetitivos e impulsivos. O motivo de você se sentir refém de seus impulsos e não conseguir mudar algo que incomoda. Todas as vezes que você alimenta o buraco negro da sua alma, por exemplo, com um prato de uma deliciosa macarronada sem estar sentindo fome, o efeito é transitório e efêmero, e passa muito rápido. Como ele não pode ficar vazio, começa a sugar tudo ao redor: sua energia, seus pensamentos, seu humor, gerando muita ansiedade e tensão. E o que você faz para amenizar isso? Come novamente algo delicioso! O ciclo recomeça.

E você pode estar querendo me perguntar: "Mas, doutor Pablo, o que fazer então?".

A resposta é clara: diminua o número de buracos. Foi o que eu respondi para o Thiago.

– O grande segredo de nossa vida está em ter consciência do que acontece com a gente o tempo inteiro – expliquei, enquanto ele abria um caderninho de anotações e pegava uma caneta no bolso. Thiago parecia interessado em fazer anotações relacionadas à nossa conversa. – E entenda que buracos nós sempre vamos ter... Não estou aqui falando que temos que ser perfeitos, só quero que, neste momento, você entenda que muita coisa que está aí dentro de você não foi construída por você... Ao menos esses buracos podem ser eliminados. Menos buracos, menos ansiedade, mais energia e paz.

– Verdade. Acabei fazendo o concurso público porque meus pais me ensinaram que eu deveria ter estabilidade...

– Pois é. Aquele desejo era do seu pai, não era seu... e o desejo de ter o corpo perfeito foi construído a partir do bullying que você sofreu, e não de você. Você não queria ter um corpo atlético. Você só temia ser estigmatizado pelo peso... e acabar isolado por causa disso.

A carência era a raiz de todos os problemas de Thiago, e, embora não percebesse isso, assim como Ana Paula, ele também não conseguia desenvolver um relacionamento amoroso duradouro. As relações afetivas de ambos não davam certo porque eles entravam nas relações cheios de carências. Eram emocionalmente "pesados". O carinho, a atenção, o cuidado e o amor do outro são sugados pela força implacável dos buracos negros. Por isso todo amor que houver no mundo jamais será suficiente para o carente.

Os carentes são egoístas. Eles não doam por amor, mas sim para cobrar as dívidas de seus parceiros. Eles entendem o outro como sendo completamente responsável por suprir suas carências. Por isso são "pesados", e o convívio com eles é extremamente difícil no longo prazo.

Essa é a razão pela qual nada dava certo na vida do Thiago. Apesar de ele ter atingido o peso ideal e o corpo que sempre desejou, o peso de sua alma era imenso, insuportável para ele, para os amigos e para as namoradas.

A verdade é que estamos cheios de carências. Construídas por uma sociedade doentia. E, como os buracos, não podem ficar vazias, e a mesma sociedade que as cria fornece os alimentos para elas. Ao mesmo tempo que a carência o convence de que estar acima do peso é feio, ela lhe dá o padrão perfeito, quase inatingível, exatamente para você gastar uma vida inteira tentando atingir o impossível. Assim, você se distrai enquanto tenta chegar ao corpo "perfeito" e não sobra tempo para analisar quão absurdo isso é.

Vemos pessoas agindo como escravas da estética, buscando no Instagram a perfeição de uma vida, de um corpo, de um nariz, de uma boca, criando sonhos de consumo baseados nos outros. E, veja bem, não estou falando aqui do desejo de melhorar algo na própria vida. Isso é absolutamente legítimo. Falo sobre a ideia muitas vezes adquirida de que só é possível ser feliz quando você tiver a cinturinha igual à daquela *influencer* das redes sociais ou quando atingir o mesmo padrão de vida perfeito da celebridade com milhões de seguidores infelizes.

A questão aqui está na motivação. Qual é a finalidade de você querer perder peso ou de mudar seu nariz? A resposta a essa pergunta (seja o mais sincero possível, não precisa falar para mim, para ninguém, só para si mesmo, e não tenha vergonha) é fundamental para você avaliar se o que deseja é uma necessidade razoável ou é fruto de um buraco negro construído pela sociedade atual e alimentado por plataformas como o Instagram. Já vi várias mulheres entrando em meu consultório depois de colocarem silicone e ainda achando defeitos em si mesmas. Vi muitas mulheres escravas das intervenções estéticas. Infelizes e insatisfeitas. E sabe por quê? Porque não resolveram a raiz de tudo aquilo que as fazia sentir assim.

Enquanto não resolvermos a raiz dos problemas, não teremos paz. Iremos de consulta em consulta, de lugar em lugar, buscando sempre alguma coisa para preencher aquele buraco, curar uma ferida, sempre girando em falso. E o conceito antitarja preta existe justamente para que a pessoa pare de se anestesiar, pare de medicar somente a superfície do problema. Para que as pessoas parem de dar um jeitinho na vida e olhem para aquilo que de fato precisa ser encarado e resolvido.

Thiago não era depressivo. Era carente. Comprou a ideia de que precisava ter um corpo perfeito para que fosse aceito. Que precisava ser o melhor funcionário para receber elogios. Que precisava ser o melhor amigo para ser incluído em determinado grupo social. Que precisava ser o melhor namorado para não perder a mulher amada. Então, ele empenhava toda a sua energia para atingir esses objetivos inatingíveis. Para preencher seus buracos negros, embora não apreciasse a ideia de fazer dietas e de se dedicar aos exercícios físicos, buscou um corpo atlético. Embora não gostasse do serviço público, trabalhava exaustivamente para ser reconhecido como profissional. Quando iniciava um relacionamento afetivo, tentava ser o homem perfeito mas, de tanta dedicação, tornava-se pesado demais para a companheira da vez.

Por fazer tanta coisa de que não gosta para tampar seus buracos negros, a carência entra em cena, e, junto com a exaustão, evolui para a depressão. Thiago então procura um psiquiatra, que prescreve a solução aparente para o seu problema: um antidepressivo, o alimento mais fácil para os buracos negros da alma. É verdade que muitos se sentem melhor com os antidepressivos, mas, como já vimos, só estão anestesiados da sensação de *tá faltando alguma coisa aqui*.

Agora você entende por que eu falei que a sociedade está doente? Percebe por que tantas pessoas estão viciadas em cigarro, bebidas alcoólicas e drogas ilícitas? Entende por que tantas pessoas têm compulsão alimentar? Percebe por que os antidepressivos e os calmantes estão entre os remédios mais vendidos em todo o mundo?

Todas essas coisas não são a solução, elas apenas trazem um alívio rápido, um escape, e logo a inquietação e o desassossego voltam com força total.

O Thiago era um homem atento, disposto a ouvir. Por isso suas perguntas eram, de fato, para que pudesse trilhar um novo caminho:

– Doutor, quais são os principais sintomas de que tenho esses buracos negros?

Expliquei a ele que, em geral, são uma ansiedade e um vazio no peito que aparecem principalmente quando o automatismo da vida é interrompido. A famosa sensação de angústia que sentimos quando não estamos fazendo nada. É a ansiedade por *não ser o que você acha que deveria ser* e *não ter o que acha que teria que ter.*

– Você descreveu minha vida aos domingos à noite – interrompeu Thiago. – Eu sempre fico em frente à televisão pensando em como minha vida está diferente do que eu achava que seria. Brigo comigo mesmo. Penso constantemente nas namoradas que me deixaram, amargando os "foras". Pensando em como tudo aconteceu e na forma como aconteceu. Pensando nos amigos que me deixaram. Na minha vida que não gosto de viver.

– Convenceram você a *ter* e a *ser.* Pelo fato de você não *ser* e não *ter*, isso gera ansiedade e tira seu sono e sua paz. A médio e longo prazo, esse desgaste foi tão intenso que levou você a um quadro depressivo, rapaz. A principal razão da sua carência é viver uma vida que não é a que você deseja viver – expliquei a ele. – Viver uma vida que foi construída para você viver.

Você pode perceber: o carente tem uma relação com o mundo de fora para dentro. Sendo assim, ele vê o Instagram e passa a desejar coisas que nem sabe se são ou não são para ele. Apenas introjeta aquilo e começa a pensar como se fosse ele quem primeiro pensou, sem avaliar se aquilo pode servir para ele de verdade.

Quando entendemos o fenômeno, tudo fica mais simples de ser compreendido. Por que o Thiago chegou aonde chegou? Ele queria um corpo que não era o desejo real dele. Ele queria amizades mas não para curtir a parte saudável da amizade, apenas para suprir a imensa carência que tinha dentro de si. Não queria se sentir realizado e nem ter prazer: ele queria reconhecimento.

Era o mesmo caso da Ana Paula. Sempre em busca de um trabalho, de uma pessoa, de uma festa, de um reconhecimento. Ela tinha comprado a ideia das redes sociais de que uma mulher valorizada tinha que ser segura, autossuficiente e bem-sucedida. Enquanto, na verdade, ela era um poço de inseguranças e medos.

Ambos tinham uma necessidade intensa de criarem relacionamentos perfeitos e imaginários. Na mesma medida em que davam atenção, cobravam. Eles não conseguiam entender que a gente dá e recebe somente por amor. Que o relacionamento sadio é aquele no qual não precisamos de nada do outro. O amor acrescenta, não tira. O amor não exige.

Eu costumo dizer que não precisamos de nada, nem de ninguém. Então, as perguntas que me fazem é:

- Por que existem pessoas no mundo?
- Por que Deus inventou o casamento?
- Se não precisamos das pessoas, por que as amamos?

O sentido da existência de outras pessoas não está em nos completar. Isso é egoísmo. O outro só existe por uma razão: acrescentar experiências à minha vida. Coisas que sozinho jamais viveria. A vida é muito mais rica quando compartilhamos com alguém as coisas do mundo, e é por isso que os relacionamentos existem.

Agora eu é quem vou fazer uma pergunta a você:

E se não existisse alguém na sua vida?

Aliás, eu sempre recomendo a meus pacientes que busquem relacionamentos apenas quando já estiverem muito bem sozinhos. Não podemos ser um peso na vida do outro. Sejamos um acréscimo.

Diante da Ana Paula, estava claro que ela tinha um padrão repetitivo em seus relacionamentos. Sempre atraía homens possessivos. E o atual, que ela achava que era psicopata, na verdade era só mais um possessivo.

– Então, doutor, as minhas amigas o acham meio maluco... Eu não sei como fazer para trazer ele aqui, se eu devo sugerir uma consulta... Essa história começou assim: ele ficava se preocupando demais comigo, querendo foto de onde eu estava e coisa e tal, dizendo que era preocupação e que me amava demais. Acho que ele tem medo de me perder. Outro dia, ele fez o trajeto do meu trabalho até a minha casa pra calcular quanto tempo levava. E, assim: eu gosto de me sentir cuidada, sabe? Acho que nunca me senti tão cuidada. Ele se preocupa comigo, mas não sei se essa preocupação é demais... – baixou o tom de voz como se fosse fazer uma confissão. – Eu na verdade nem acho doentio... mas vim conversar pra saber a opinião de um profissional.

O que Ana Paula não conseguia enxergar é que ele era um homem possessivo, alimentando-se da carência dela. Só o carente suporta o possessivo. E os dois acabam se encaixando perfeitamente, já que o carente interpreta o excesso do possessivo como demonstração de amor. Esse fenômeno é a raiz da maioria dos relacionamentos abusivos.

Quando um possessivo encontra alguém maduro, na primeira manifestação da obstinação dele, a pessoa manda essa pessoa correr. Eu me lembro de um dia, num jantar de família, no qual a minha prima atendeu ao telefone e começou a conversar com o namorado dela. Então, de repente, notei que suas palavras ficaram mais ásperas: "Quê? Mandar uma foto de onde eu estou agora? Olha, sabe o que você faz? Apaga meu número do seu telefone e não me liga nunca mais".

Eu ouvi a conversa e perguntei há quantas semanas eles estavam saindo, e ela disse que fazia seis meses. Ou seja: ela tinha terminado um namoro de seis meses daquela forma porque percebeu que o cara era possessivo. Minha prima entendia que isso não era demonstração de amor, mas sim uma tentativa de controle.

Só que o carente, ao mesmo tempo que se sente sufocado, sente prazer em ser controlado. Com o possessivo, ele não precisa cobrar tanto. O possessivo liga o tempo todo e o carente sente que ele está se importando. Vai ao encontro do desejo que o carente tem de ser *cuidado*. Por isso, são duas personalidades que se encaixam!

– Como foram seus relacionamentos anteriores? – perguntei a ela.

Ela abriu um sorriso de lado.

– Ah, eu nunca tive relacionamentos muito longos... Eu acho que sou tão intensa que acabo entrando com os dois pés na relação. Olha, o último namorado que tive eu levei para um final de semana na praia, num hotel maravilhoso, estava tudo muito bem, e aí ele me deu um pé na bunda quando a gente voltou. Tipo, dá pra entender? Acho que esses caras não estão aguentando a pressão das mulheres bem-sucedidas.

– E como você ficou quando ele te dispensou?

Ana Paula fez uma careta.

– Nossa, que filho da mãe. Eu pago tudo, levo ele nos melhores lugares, ele volta e diz que não quer mais? E não é a primeira vez que isso acontece, sabe? O meu penúltimo namorado eu acabei indo morar na casa dele depois de um mês e pouco de namoro porque a gente sempre dormia junto e tal. E aí eu comecei a fazer umas reformas porque o apartamento era péssimo. Depois que praticamente comprei um monte de coisa pra casa, sabe, fiz várias coisas legais, ele disse que não sabia se era aquilo que queria. Entende como esses homens de hoje estão confusos?

Os homens até podem estar confusos, mas Ana Paula não percebia que, no fundo, era ela quem estava sufocando. E isso é típico do carente. Ele vive de excessos. Toda aquela carga que quer receber do mundo o carente oferece ao mundo para receber em troca. Não é um doar desprendido de interesses. O carente dá com uma mão para cobrar com a outra. Ele sempre diz que faz tudo para todo mundo, mas, no fundo, faz pensando apenas em si próprio. Seja para obter um carinho ou reconhecimento.

– E, assim, eu já estou farta desses tipinhos que falam: "Ah, vamos sair semana que vem". Aí eu me preparo toda e, chega no dia, mando mensagem e eles arranjam uma desculpa. Então, esse namorado de agora está dando certo. Ele cuida de mim, me dá atenção. Mas essa atenção é meio exagerada às vezes. Você acredita que ele não gosta que eu use saia muito curta?

Ana Paula não percebia que o problema também poderia estar nela. E por que os relacionamentos anteriores não deram certo.

– Você se considera carente, Ana Paula?

A pergunta a desestabilizou de tal forma que ela soltou uma risada descontrolada.

– Eu acho que sou superbem resolvida, sabe? Se eu fosse carente, não seria solteira aos 41 anos. Eu fico bem comigo mesma. Viajo sozinha, curto minha vida, trabalho, sou boa no que faço, mas o problema é que os homens não aguentam a barra de uma mulher assim, independente. E nesse namoro eu acho que carente é o meu namorado, que me liga o tempo todo pra saber onde eu estou. Por que você está perguntando isso?

Comecei a explicar a ela as coisas sob outro ponto de vista. Ana Paula começou a se incomodar com as minhas palavras e a se remexer na cadeira.

– Você levou o antigo namorado ao hotel no fim de semana por qual motivo? Você sempre faz tudo nos seus relacionamentos?

Ela estava incomodada.

– Eu quero falar desse namorado problemático. Não do ex.

– E o que te incomoda nesse namorado?

– Nada. Não me incomodo. Mas as minhas amigas dizem que ele é meio neurótico. Não sei. Eu acho uma boa ele ficar querendo saber onde eu estou. Ele é cuidadoso, não acha?

– Você se sente cuidada quando está com ele?

Quanto mais eu fazia as perguntas direcionadas para o seu interior, mais Ana Paula se esquivava.

– Sinto. Claro. Quem não gosta de ser cuidada?

A conversa com ela parecia andar em círculos. E nem sempre é simples para que a pessoa entenda que a raiz do seu problema é a carência. Me lembro de uma vez em que atendi uma senhora com cerca de 60 anos e muito depressiva. Ela reclamava do mundo, como se fosse uma grande vítima das situações. Dizia fazer tudo por todo mundo e que se dedicava, que sempre fazia doações à igreja, jantares na casa dela para arrecadar dinheiro para os necessitados, que levava os familiares ao médico, sempre dando tudo de si aos outros. Mas estava amargurada porque ninguém reconhecia seu esforço.

O que aquela senhora queria era reconhecimento. Não estava ofertando tudo aquilo de graça: queria que dissessem que ela era caridosa, queria que fizessem algo por ela também. E, quando não recebia toda a atenção do mundo, ficava triste. E achava que tinha depressão.

A grande questão da vida é se autoconhecer. O autoconhecimento é algo que devemos insistentemente perseguir. Você precisa saber quem é, o que quer ser, o que quer ter, aonde quer chegar. O autoconhecimento é o antídoto para que você não deixe que outros façam isso por você.

Além disso, precisamos ser autorresponsáveis. Entenda de uma vez por todas: só você é responsável pela sua própria vida e ninguém fará nada por você. Não mantenha o subterfúgio de que sua vida só vai mudar se tal coisa acontecer. Você precisa entender que o seu destino está em suas mãos e que, se você mesmo não fizer nada, nada acontecerá.

Você faz o seu presente. O passado não tem jeito e o futuro não existe. Você só tem o agora. Não é lá fora que as coisas precisam mudar. Não é o namorado, a nora, o filho, o governo, a professora do filho, o pai ou o marido. É você! A bola está com você!

Ninguém é vítima. Essa mudança deve começar de dentro pra fora. Apontar culpados é muito fácil. Precisamos ser maduros e nos posicionar de forma sábia e inteligente.

Se as pessoas não gostarem, tudo bem. Você precisa seguir seu caminho!

Ainda lembro que, quando conversei com Thiago sobre o autoconhecimento, dizendo que o primeiro passo era esse, ele concordou que precisava começar a sua jornada entendendo o que queria para a própria vida. Qual corpo ele queria. Quais eram as metas de sua vida.

– Você tem que trazer para as suas mãos as escolhas e as decisões. Não estão na mão de mais ninguém – falei a ele. – A cada dia você vai andar *passo a passo*, meta a meta, até chegar à vida que acha que escolheu para si. Você será muito feliz. Escolha, pense naquilo que você quer para si. Não seja escravo do seu chefe. Ele te escraviza no elogio. O elogio pode ser uma armadilha para te manter no laço. A carência faz você aceitar situações inaceitáveis. Faz você manter circunstâncias na sua vida que já não fazem mais sentido algum. Temos que estar dispostos a perder alguma coisa para ganharmos outra. No processo da cura da carência, vamos perder, porém ganharemos muito mais.

Thiago trouxe outro ponto para a conversa sobre o qual pouco tinha falado: sua mãe. Ela tinha a capacidade de fazê-lo sentir seguro. Era no ninho, na sua casa, no seu aconchego que ele se sentia bem. Eram as opiniões dela as que mais contavam em sua vida. Ela tinha superprotegido o filho a vida toda.

Naquela conversa, indiquei um tratamento terapêutico para o Thiago. Na terapia, ele ia percorrer os caminhos dos porquês. Por que a baixa autoestima? Por que ele precisava da validação do outro sempre? Por que aquela necessidade da perfeição em tudo?

– Thiago, de acordo com a sua vivência, você concorda comigo que o exterior, o mundo e as pessoas não vão preencher seus buracos?

Aos poucos, ele começava a entender que o problema não estava no peso. Não estava nos relacionamentos. Não estava na superfície. Era mais profundo.

Nesse caso, quero salientar a importância da psicoterapia. Fenômenos como esses, que considero serem as raízes do sofrimento, são tratados em terapia de maneira eficaz e conduzidos brilhantemente por profissionais especializados.

A cada consulta, eu percebia um Thiago mais seguro e maduro. Nós fomos reduzindo as doses do antidepressivo até que, um dia, ele me trouxe uma questão nova: tinha começado um novo relacionamento e percebia que não tinha necessidade da aprovação da namorada.

– Pela primeira vez estou em um relacionamento em que não tenho a necessidade de que ela pergunte como eu estou – disse ele, mais feliz e visivelmente seguro.

As transformações não paravam por aí.

Thiago havia parado de fazer apenas o que sua mãe aprovava.

– Doutor Pablo, tive um insight essa semana, na terapia – contou ele, animado. – Estou fazendo mudanças na minha vida, buscando uma casa nova e nem pedi a opinião da minha mãe... Entende o que isso representa?

Já não estava tão inseguro no trabalho nem precisava de aprovação o tempo todo. Sua vida estava menos sofrida. Menos pesada. Menos depressiva.

Ao mesmo tempo, Thiago transformava sua relação com a comida e entendia que não deveria ter uma dieta proibitiva em que não pudesse ingerir determinadas coisas. Era o contrário: à medida que ele ia se fortalecendo de dentro para fora, essas coisas se tornavam mais amenas. Comer se tornou algo tão natural quanto respirar.

Thiago estava evoluindo.

Já no caso da Ana Paula, foi difícil progredir na sessão que relatei anteriormente. É muito comum que relacionamentos abusivos comecem da forma como ela descreveu. Um querendo exercer a posse e o domínio sobre o outro, que aguenta todos os tipos de maus-tratos por causa da carência enorme que carrega dentro de si. Nesse caso, não existem vítima e vilão. O carente se alimenta da relação tanto quanto o possessivo. Ambos precisam de autoconhecimento, autorresponsabilidade e amor próprio.

– Eu? Carente? – indagou Ana Paula.

Ela saiu do consultório achando que não tinha problema algum. Na verdade, já entrou achando que não tinha problema algum. Em nenhum momento se mostrou disposta a refletir sobre seus sentimentos mais profundos. Pelo contrário, tentava o tempo todo me convencer das suas posições. Ana Paula foi embora convicta de que seu relacionamento era sadio, de que seu namorado a amava como ninguém a havia amado até então e que seriam muito felizes. Ela concluiu:

– Doutor, na verdade eu acho que o problema são as minhas amigas. Elas que são invejosas por não acharem um homem como o meu. Muito obrigada pela sua atenção e eu saio daqui mais tranquila, sabendo que não estou com um psicopata.

Ana Paula é o retrato de pessoas que têm grandes dificuldades de fazer autocrítica. Que projetam tudo para o lado de fora. Pessoas que rechaçam qualquer ameaça às suas convicções. Pessoas que não querem refletir para aprender, mas querem convencer o mundo de que estão certas.

Ela não se sentia egoísta. Dizia que sempre fazia tudo para os outros nas relações. Mas fazia sempre esperando um retorno. Fazia pensando em si mesma e não enxergava isso. Admitir a carência é algo doloroso.

Olhar para dentro de nós mesmos é estarmos dispostos a tirar as máscaras, no bom sentido da palavra. É enfrentar nossas dores, nossas esquisitices e nossos defeitos, mas ao mesmo tempo é a única forma de nos apaixonarmos por nós mesmos.

Quando entendemos isso, as coisas em nossa vida ficam mais leves. Começamos a nos respeitar, a admirar a nossa condição humana e a não depender da aprovação externa para viver.

E, hoje, o mundo caminha para que as pessoas fiquem cada vez mais carentes, já que o desenvolvimento tecnológico aumentou os buracos naturais. Vemos gente bem-sucedida e feliz no Instagram, e isso aumenta o buraco da carência. Ana Paula observava os casais felizes e queria ter aquela vida também.

O mundo está estruturado de tal maneira que potencializa e alimenta as carências.

– Doutor, como faço para curar minhas carências?

Essa foi uma das perguntas que o Thiago fez, e deixo a resposta aqui para você:

Que o seu *ser* e o seu *ter* sejam a expressão genuína de seus dons, talentos e habilidades e não uma busca incessante para alimentar seus buracos negros construídos pelo mundo. Não se compare a ninguém. Não compre os desejos dos outros. Que a beleza, a riqueza e o reconhecimento sejam frutos da natureza de cada um, na medida de cada ser humano neste planeta. Não há pessoas maiores que outras. Não há seres humanos melhores que outros. Não faça nada para ter reconhecimento. Faça tudo o que é natural à sua alma. Se o reconhecerem, ótimo, senão, ótimo também! Você já se sentirá realizado por saber que está cumprindo sua missão aqui.

5

O que está acontecendo comigo?

Sentou-se na poltrona, jogando todo o peso de seu corpo, e começou a chorar convulsivamente. Não era a primeira vez que isso acontecia. A paciente mal entrava no consultório e não conseguia falar. Fiquei alguns minutos aguardando que se acalmasse. Em silêncio. Quando se sentiu mais aliviada, deu um suspiro profundo.

– Desculpa.

– Pelo quê?

– Por isso. Eu estou exausta.

Suspirou novamente. Seu choro agora parecia de alívio.

– Eu não aguento mais. Cheguei ao meu limite – disse ela.

Trabalhar como psiquiatra me traz o raro prazer de conseguir ler as pessoas além do que elas dizem. Estava exausta, porém, como você vai ver, o cansaço e a falta de energia eram só a consequência. Por isso Maria estava ali, pedindo socorro. Era como se todas as suas forças tivessem se esgotado. Como se tivesse tentado até a última gota de suor. Vencida pelo cansaço, resolveu procurar ajuda.

Muitas pessoas são como a Maria. Não pedem ajuda, chegam ao limite para então tentar recompor-se.

Sua história era parecida com a de milhares de mulheres brasileiras. A exaustão mental, física e emocional tinha nome: gravidez e pós-parto.

Aquele não era um evento desconhecido para ela: estava no terceiro filho, depois de uma gestação inesperada. Não havia premeditado espaço para mais uma criança na família, porém levou a gravidez adiante. Já tinha dois filhos: um de 7 anos e outra de 4. Quando o terceiro chegou, sentiu que era hora de parar de trabalhar. Não ia dar conta da demanda de tarefas na empresa de comunicação onde trabalhava e decidiu, ao lado do marido, que ficaria em casa por tempo indeterminado – ou até que o mais novo completasse 2 anos.

Nas primeiras noites, amamentando de madrugada, percebeu que fazia falta uma boa noite de sono. Não contavam com uma funcionária em casa porque só tinham a renda do marido e precisavam diminuir os gastos, então a rotina de Maria consistia em amamentar o recém-nascido à noite, acordar cedo para preparar o café das crianças e levá-las à escola – onde ficavam até a hora do almoço. Esse era o tempo que Maria tinha para tentar tomar um banho quando o neném dormia e preparar o almoço a tempo do retorno das crianças.

Depois do almoço das crianças, deixava a pilha de louça para lavar, olhava para o tanque de roupas e tentava dar conta da demanda de lições de casa. Ainda sonolenta, Maria dava de mamar, ouvia as reclamações de ciúmes dos mais velhos, providenciava lanchinhos para a fome recorrente deles e se esforçava para conseguir se manter sã até às sete e meia da noite, horário em que o marido chegava do trabalho. Ele cuidava do banho dos três enquanto ela fazia o jantar.

Quando os mais velhos dormiam, Maria não podia repousar. O bebê sofria de cólicas terríveis e, quando não acordava os maiores, deixava Maria de pé na sala, onde ficava tentando niná-lo. Às vezes, dormia algumas horas quando ele permitia. E, no dia seguinte, toda a rotina se repetia.

Maria se sentia um fracasso como mãe e percebia que não conseguia mais cozinhar porque demandava muito tempo, então começou a comprar refeições congeladas, o que era mais prático e rápido para que ela ganhasse algum tempo.

Tentava fazer uma faxina na casa enquanto as crianças estavam na escola, mas nem sempre era possível, porque o bebê só queria ficar no colo.

Começou a sentir-se deprimida e o marido logo sugeriu: "Você deve estar com depressão pós-parto". A amiga, por sua vez, disse para ela não reclamar: "Você tem a sorte de ter um marido que banca tudo e de suas crianças terem saúde. Jogue as mãos para o céu".

Sentia-se constantemente culpada por odiar sua rotina e às vezes cogitava contratar uma babá e voltar a trabalhar fora para fugir daquilo tudo. Mas que tipo de mãe Maria seria se fizesse isso? O que as pessoas pensariam dela?

Começou a servir pizza e miojo todas as noites para as crianças. Não dormia uma noite inteira havia meses. Comia hambúrguer, lasanha congelada, bebia vinho quando todos iam dormir e se entupia de doce quando os filhos mais velhos estavam na escola. Eram os únicos momentos em que sentia bem-estar.

Até que um dia assistiu a um filme com uma história parecida com a dela.

– Doutor, eu percebi que não estava bem depois que eu vi um filme que parecia com a minha realidade. A personagem tinha uma rotina como a minha: três filhos, não dormia, a casa parecia um campo de guerra, comia congelados todo dia. Durante o dia, ficava jogada no sofá, exausta. E acabou saindo sozinha pra beber e sofrendo um acidente. Desenvolveu uma segunda personalidade e acabou louca.

– Maria, apesar de ser um filme, essa história representa a realidade de milhares de mulheres ao redor do mundo.

– Estou com medo de enlouquecer. Não consigo mais pensar, não tenho tempo de ir ao banheiro, de tomar um banho, não consigo fazer uma comida decente, não durmo, meus filhos me enlouquecem. Acho que preciso de ajuda, senão vou ficar louca. Decidi vir aqui porque cheguei ao meu limite absoluto. Hoje de manhã eu vi a notícia de uma mulher que saiu de casa e abandonou os filhos. Eu tenho medo de fazer igual. De esquecer criança no carro. Eu estou perdendo a memória. Estou insanamente exausta e não tenho ideia do que fazer porque tenho três filhos, eles são minha responsabilidade, e eu estou me sentindo tão cansada que não tenho mais condições de pensar direito. Preciso colocar alarme no celular para me lembrar de buscá-los na escola. Eles ficam na frente da televisão durante a maior parte do tempo porque eu não consigo dar um pingo de atenção por causa do bebê, que só caga, chora e mama. Não sei por mais quanto tempo eu vou aguentar passar por isso. Hoje eu joguei a toalha. Se eu não pedir ajuda, eles ficarão órfãos. Acho que vou enlouquecer.

Dito isso, Maria soltou todo o ar pela boca de uma só vez, com medo de me encarar. Não se arrependera do que dissera, mas estava visivelmente constrangida. Tinha tomado coragem para dar aquele passo. Tinha usado toda a força que lhe restava para agendar a consulta e finalmente entrar no consultório e despejar tudo o que vinha sentindo naqueles últimos meses.

Eu não podia desampará-la.

– Querida, pra começar, momentos atípicos provocam sentimentos atípicos. A gravidez e o pós-parto não são momentos típicos da sua vida. Não estão no seu dia a dia. É uma situação atípica. E que bom que você percebeu que precisa de ajuda. Todos precisamos. Não é fraqueza pedir ajuda, pelo contrário. Nós nos tornamos maiores quando percebemos que precisamos uns dos outros. E, pelo que percebo, você não pede ajuda a ninguém com as crianças. Estou certo? Quem é sua rede de apoio?

Maria fez uma careta.

– A minha mãe mora longe. A minha sogra se coloca à disposição o tempo todo pra ajudar, mas eu não gosto de deixar as crianças com ela.

– Por quê?

Ela disse que a sogra não sabia dar conta de crianças pequenas.

– Entendo. Você prefere ficar exausta e mostrar que pode dar conta sozinha a pedir ajuda.

– Na verdade, minha mãe também teve três filhos e deu conta de tudo. Eu me sinto um fracasso se não der.

– E a sua mãe cuidava sozinha dos três filhos em tempo integral?

Ela revirou os olhos.

– Não. Íamos quase todos os dias na casa da minha avó.

– Entendi. A sua mãe deu conta dos três filhos porque pediu ajuda da mãe dela. O que significa para você pedir ajuda?

Maria voltou a chorar.

– Eu não sei... Não gosto de incomodar as pessoas...

Aquele era um caso típico que eu via frequentemente no meu consultório. Mães sobrecarregadas que achavam que deveriam lidar com a maternidade sozinhas. Mulheres que acreditavam que deveriam escolher entre a maternidade e o trabalho e sempre se culpavam por suas escolhas. Essas mesmas mulheres se rendiam à sobrecarga, não pediam ajuda, reclamavam constantemente que não tinham com quem contar, mas, muitas vezes, desprezavam quem oferecia auxílio. Diversas vezes também se permitiam chegar ao limite da exaustão física e mental para procurar socorro.

Só que o mais grave naquele caso não era essa exaustão: Maria tinha simplesmente deixado si mesma de lado para cuidar de seus filhos. Não tinha tempo para se exercitar nem energia ou condições para isso. Estava se alimentando de comida pobre em nutrientes e o pior: a privação de sono por acordar à noite para cuidar do bebê fazia com que tudo se potencializasse.

– Além disso, de uns tempos pra cá, estou irritada com as crianças. Não chego a bater, mas não tenho mais paciência. Perco o controle e, quando vejo, já estou aos berros. Fico tensa o tempo todo, pensando no que preciso fazer: olhar a agenda da escola, arrumar a casa, ajudar na lição, dar banho, cortar unha, lavar roupa, fazer mercado, comida, comprar fralda, levar no pediatra. Eu não consigo executar as tarefas simples porque estou num nível de cansaço físico e mental acima do normal. De noite, fico revendo as tarefas do dia seguinte na cabeça, cansada só de pensar. Pra piorar, eu fico pensando nas contas, na economia que preciso fazer pra dar tudo certo com três filhos. Se a gente vai conseguir bancar tudo. Preocupada com meu marido. Estou a ponto de surtar. Antes de vir aqui, eu pesquisei na internet e descobri que posso estar com depressão pós-parto mesmo. Talvez meu marido tenha razão.

Ouvi o que ela dizia com atenção. *Depressão pós-parto.* Hoje, sem sombra de dúvida, um dos diagnósticos mais comuns no período pós-parto da mulher. Quando a tristeza e o cansaço normais se tornam patológicos.

Maria achava que tinha depressão pós-parto porque estava a todo momento cansada e sem energia. Não chegava a ter crises de choro, porém sentia-se constantemente ansiosa, tensa, irritada, fatigada, com dificuldade para pensar nas coisas do dia a dia e com raiva. "Muita raiva", como ela mesma disse.

– Maria, você não tem depressão pós-parto. Você está exausta, você está exaurida. Se não se cuidar agora, de fato, pode desenvolver uma depressão. Mas esses diagnósticos não vêm da noite para o dia; eles chegam depois de meses de sobrecarga. O processo de adoecimento mental vai se instalando durante meses e até mesmo anos quando a pessoa está inserida num contexto de vida estressante. Qualquer mulher no seu lugar estaria se sentindo igual. Por isso digo que tudo isso é normal, embora muito sofrido. Sofrer também é normal, quando é proporcional ao que você está vivendo.

As pessoas estão sendo consumidas por um estilo de vida completamente doentio. Falta de tempo, estresse, alimentação precária, sedentarismo, obesidade, falta de sono. A psiquiatria tem recebido pacientes que estão apresentando sintomas em razão desse estilo de vida. E, em vez de estimularmos a mudança dos hábitos, apenas medicamos as queixas, fazendo com que não mudem os comportamentos, uma vez que se sentem melhores com o efeito anestésico dos calmantes.

– Maria, você está inserida em uma situação de vida patológica. Com tudo isso que você relatou, percebo que seu estilo de vida é extremamente doentio, e, se não fizermos nada, isso vai te levar a um diagnóstico ruim mesmo. Neste momento, se eu disser que você tem depressão pós-parto e te der um antidepressivo, o que vai mudar? Os problemas deixarão de existir?

– Hum... Estou entendendo aonde o senhor quer chegar...

– Maria... A primeira coisa que precisamos fazer é criar uma rede de apoio. Você precisa acionar as pessoas próximas para que te auxiliem com as crianças. Nem que seja pra você dormir uma tarde inteira ou sair um pouco sozinha pra respirar. Você precisa mudar esses hábitos. Pedir ajuda é sinal de amor por si mesma e por seus meninos, já que isso vai equilibrar melhor o ambiente. As crianças precisam desse equilíbrio dentro de casa.

Expliquei um pouco para ela como a gestação e a maternidade causam uma sobrecarga na vida da mulher. Seu estilo de vida havia mudado abruptamente. Maria tinha ido até mim com um diagnóstico pronto, assim como muitas pessoas que chegam ao meu consultório. Pesquisam sintomas na internet e acreditam que estão com determinada doença.

– Maria, você está perto da depressão. Porque os quatro alicerces da saúde física e mental estão sendo desrespeitados: você não dorme, se alimenta mal, não se exercita e não gerencia o estresse do seu dia a dia. Em primeiro lugar, se você se importa com seus filhos, precisamos reajustar tudo isso. Você precisa estar bem para cuidar deles. A gestação e o pós-parto drenaram sua energia, eu entendo. Ter três filhos é um desafio e tanto, e cuidar sozinha deles é algo que eu nem posso imaginar como você está conseguindo. Peça ajuda, Maria. Isso não é demonstrar fraqueza, ao contrário, vai mostrar sua força e sua generosidade em compartilhar os cuidados com alguém. Ligue para a sua sogra, deixe as crianças na casa dela alguns períodos. Tente tirar leite e deixar o bebê com ela também. Se não conseguir, leve-o com você pra dar uma caminhada no parque. Você precisa respirar, mudar de ares e começar a fazer ajustes no seu estilo de vida.

Ela me olhou confusa.

– Eu não vou ficar louca? Não preciso de remédio?

– Seu remédio no momento é uma mudança de rotina. Dê um tempo para si mesma. Como são os finais de semana na sua casa?

Maria explicou que, apesar de o marido estar em casa, de folga, aos finais de semana, eles não se divertiam. Ficavam tentando dividir a atenção entre os três, fazendo faxina, e a vida não tinha qualquer prazer ou graça.

– Pois é: a sua prioridade agora não é a sua casa. É você.

– E eu deixo a casa de qualquer jeito?

– A prioridade neste momento é você. Repita isso todos os dias. De alguma maneira precisamos entender como equacionar isso tudo. Vamos montar um plano de ação para você poder ter comida saudável. Mesmo que faça aos finais de semana e congele, mas que não seja comida industrializada diariamente. Olharemos também para a questão do açúcar, vamos estabelecer pequenas metas: você vai precisar se exercitar todos os dias, sair um pouco e dividir as noites em claro com seu marido. Não vai mais acordar toda noite para amamentar.

– Mas ele trabalha no dia seguinte – argumentou ela.

– E por isso ele merece dormir a noite toda e você não? Por que ele trabalha fora? E você? No dia seguinte também trabalha o dia todo. Olha o que está acontecendo com você, Maria. Precisamos ajustar isso. Não é um remédio que vai te salvar. É a mudança no seu estilo de vida.

Se por um lado Maria parecia aliviada, por outro sabia que seria um desafio fazer aquilo dar certo. Apresentou inúmeras desculpas para não concretizar as mudanças. E você há de convir: nem todo mundo está preparado para fazer mudanças.

Algumas pessoas, inclusive, fogem delas o tempo todo, como era o caso do Aguiar.

Aguiar era um homem que tinha por volta de 40 anos. Trabalhava numa empresa de tecnologia já fazia um tempo e, por conta da idade, acreditava que podia ser facilmente substituído pelos garotos mais jovens e geniais que chegavam diariamente lá. A demanda de trabalho era altíssima e os prazos de entrega, curtíssimos. Por isso, vivia num clima de constante estresse, que também era provocado por seu superior imediato – um homem que fazia provocações, assediava moralmente os funcionários e cobrava em horas inadequadas. Ele tinha um lema: "Você tem que ter duas prioridades na vida: a primeira é o trabalho e a segunda é o trabalho também".

A principal queixa era que não conseguia dormir.

– Doutor. Eu não consigo desligar. Estou uma pilha. O senhor pode prescrever um remédio para eu dormir?

Sua ideia era a de que tomar um remédio para desligar a cabeça durante a noite curaria sua vida doentia.

– Como é sua rotina, Aguiar?

Conforme ele me contava, eu identificava que ele trazia a característica do transtorno psiquiátrico mais comum da atualidade: o transtorno de ansiedade generalizada, ou seja, quando a ansiedade se torna patológica. Nesse nível, o indivíduo acorda ansioso. Passa o dia ansioso e vai dormir ansioso. Aparecem os sintomas físicos, como palpitações, tremores e sudorese. Fica com dificuldade para relaxar. Desenvolve uma irritabilidade excessiva. Insônia. Não consegue se concentrar. Tem queda na produtividade do trabalho.

Milhares de pessoas estão como Aguiar. Os gatilhos do desenvolvimento da ansiedade patológica são os mesmos: excesso de trabalho, de cobrança, de responsabilidade e assédio moral. Ele trabalhava com prazos curtos e metas grandiosas e sofria com a pressão constante. Era uma profissão muito extenuante e, para piorar, Aguiar sofria com o frequente assédio moral de seu chefe. Ele se sentia doente.

Mas a responsabilidade não era só na empresa. Aguiar tinha dois filhos e assumia grande parte das contas da casa. Tinham entrado num financiamento de imóvel que o fazia perder os cabelos de medo de não conseguir pagar, por isso ele se dedicava ao trabalho com ainda mais intensidade.

Todos os dias, quando chegava em casa, bebia um copo de gim ou uísque para conseguir dormir e confessou que isso já estava se tornando um hábito. Ele usava o álcool como um alívio para aqueles dias tão puxados.

– Fora isso, eu estou muito irritado. É difícil me controlar. Esses dias bati no meu filho. Perdi a paciência. Tenho estado com os nervos à flor da pele. Parece que as pessoas estão com medo de ficar perto de mim. Meus filhos estão com medo de mim. Ora eu estou bem, ora mal... Uma instabilidade grande. Minha esposa já pensou que eu era bipolar. Eu não era assim, doutor. Eu nunca fui assim.

– Não, Aguiar, você não é bipolar. É muito comum as pessoas acharem que são bipolares simplesmente porque mudam rapidamente de humor. Isso é apenas uma instabilidade afetiva, muito comum no TAG, o Transtorno de Ansiedade Generalizada. E vou te explicar o porquê disso: quando acordamos depois de uma boa noite de sono, estamos cheios de energia para viver o nosso dia. Essa energia é o que vai nos dar paciência para lidar com as pequenas coisas. Pra ter tolerância e paciência quando levamos uma fechada no trânsito, quando o filho não obedece e até mesmo quando enfrentamos um conflito no local de trabalho: precisamos de energia. Ou seja: é nesses momentos em que acontecem as situações conflituosas no nosso dia a dia que precisamos da energia pra responder adequadamente.

Olha o gasto energético que precisamos ter para sermos tolerantes!

Só que a ansiedade patológica consome a energia da pessoa sem que ela faça nada. Como a insônia é um sintoma muito comum nesses quadros, o indivíduo com TAG vai ter dois problemas seriíssimos relacionados à energia: não vai produzir devido à insônia, uma vez que nossa energia é reposta durante o sono, e o pouco que tiver de energia será roubado pela ansiedade. É assim que nasce um Aguiar: um ser humano como muitos – com os nervos à flor da pele.

Conforme conversávamos, ele falava de outros sintomas:

– Me sinto fatigado, minha memória está ruim. Minha produção está horrível.

Era uma ansiedade que sugava toda a sua energia, por isso o desespero do Aguiar. Ele estava cansado sem ter produzido nada.

Então começou a explicar como era sua rotina. Contou que, antes de as crianças nascerem, ele e a esposa costumavam se exercitar, mas com a falta de tempo não conseguiam mais. A alimentação ia de mal a pior. Comia tanto fast-food que já não se lembrava de quando tinha sido a última vez que comera um prato saudável.

Aguiar é um típico exemplo de estilo de vida doentio: sobrecarga no trabalho, alimentação ruim, sono impactado pela ansiedade, zero gerenciamento de estresse e sedentarismo. Isso tudo virava uma bola de neve quando Aguiar bebia. É muito comum as pessoas nesse estágio usarem o álcool como sedativo, calmante e indutor do sono.

O Transtorno de Ansiedade Generalizada é tão comum que a maioria das pessoas nem se dá conta de que está vivendo esse quadro. Normalmente, aparece depois de meses ou anos vivendo com sobrecargas na vida, seja no trabalho, na vida financeira ou nos relacionamentos. A fórmula do TAG é: *Sobrecarga emocional + Estilo de vida doentio*. Pronto! Ninguém está imune, muito menos as pessoas que precisam conviver com alguém tenso e desequilibrado o tempo todo, familiares e colaboradores.

O mais importante era que tanto a Maria quanto o Aguiar poderiam usar estratégias de mudança no estilo de vida para alterar o que estavam vivenciando.

– Você precisa de um bloco de sono – falei para a Maria. – Você precisa de, no mínimo, seis horas de sono seguidas. Não dá pra ficar dormindo picadinho.

Ela riu.

– Melhor isso do que ficar 24 horas sem dormir, né?

Expliquei o quanto aquele bloco de sono era importante. Ali haveria a liberação de hormônio e a diminuição de cortisol – o hormônio do estresse. Maria se sentiria mais descansada e animada. Porém, era fundamental que contássemos com seu marido para efetivar as mudanças em seu estilo de vida. Por isso pedi a ela que na consulta seguinte o levasse para que pudéssemos conversar e delinear uma rotina – o que era importante para que a saúde mental da Maria não piorasse. Ela ainda não era um caso de depressão pós-parto como tantos que eu atendia no consultório.

Tanto a Maria quanto o Aguiar também estavam apresentando algo que parecia inofensivo, mas que era extremamente perigoso: um estudo realizado pela Universidade de Harvard com 43 mil mulheres durante vários anos revelou que uma dieta baseada em carboidratos simples, como macarrão e batata, aumenta o risco de depressão em até 40%.[1]

Pouca gente sabe, mas a depressão está intimamente relacionada à alimentação. Uma alimentação rica em fast-food

---

[1] Excesso de carboidrato pode aumentar em 40% risco de depressão nas mulheres. *Terra*, 2013. Disponível em: http://saude.terra.com.br/doencas-e-tratamentos/excesso-de-carboidrato-pode-aumentar-em-40-risco-de-depressao-nas-mulheres,34c688ed4fa02410vgnvCMI0000098cceb0aRCRD.html. Acesso em: 31 mar. 2021.

é capaz de aumentar em 51% a chance de a pessoa desenvolver depressão.[2] Refrigerantes diet, 30%.[3,4] Gordura trans, 41%.[5,6] Veja como a alimentação está levando as pessoas para as doenças mentais.

É a indústria alimentícia empurrando as pessoas para a indústria farmacêutica.

Conforme eu conversava com Aguiar a respeito da boa alimentação, ele entendia como o estilo de vida estava por trás do que ele estava sentindo.

– Aguiar, de fato, você precisa de um medicamento para aliviar a ansiedade e dormir melhor. Mas que isso seja para equilibrar suas emoções e te dar ânimo para mudar suas rotinas.

E, quando eu falava sobre aumentar a produtividade, coisas que ele entendia como insignificantes passavam a ter outro efeito. Até entrar no meu consultório, ele achava balela essa

---

2 Estudo relaciona consumo de fast-food à depressão. *Veja*, 2012. Disponível em: https://veja.abril.com.br/saude/estudo-relaciona-consumo-de-fast-food-a-depressao/. Acesso em: 31 mar. 2021.

3 Bebidas diet elevam o risco de depressão, diz estudo. *Veja*, 2013. Disponível em: https://veja.abril.com.br/saude/bebidas-diet-elevam-o-risco-de-depressao-diz-estudo/. Acesso em: 31 mar. 2021.

4 SÁNCHEZ-VILLEGAS, A. *et al.* Fast-food and commercial baked goods consumption and the risk of depression. Public Health Nutrition, v. 15, n. 3, p. 424-432, 2012.

5 Dieta rica em gordura trans aumenta em 48% risco de depressão. *O Globo*, 2011. Disponível em: https://oglobo.globo.com/sociedade/saude/dieta-rica-em-gordura-trans-aumenta-em-48-risco-de-depressao-2831819. Acesso em: 31 mar. 2021.

6 SÁNCHEZ-VILLEGAS, A. *et al.* Dietary fat intake and the risk of depression: the SUN Project. *PloS one*, v. 6, n. 1, p. e16268, 2011.

história de mudança de estilo de vida, exercícios físicos e alimentação. Precisei de algumas consultas para fazê-lo entender de que maneira aquelas mudanças seriam capazes de revolucionar a saúde física e mental dele.

– Aguiar, você sabia que apenas uma noite maldormida pode diminuir drasticamente seu rendimento intelectual no outro dia? Você sabia que uma boa noite de sono aumenta sua criatividade e o poder de resolver problemas? Você sabia que a prática de atividades físicas aumenta sua capacidade de atenção, concentração e memória?

A cada informação que eu dava, ele se sentia mais motivado para mudar o estilo de vida. Mas ele tinha uma enorme dificuldade: tirar as comidas industrializadas, os doces e as farinhas brancas da dieta. Até o dia que falei de um estudo científico:

– Você sabia que, quanto mais você engorda, menor fica seu cérebro?[7] Pessoas com sobrepeso e obesas têm de 4 a 8% menos tecido cerebral. Seus cérebros são 8 a 16 anos mais velhos que o dos indivíduos com peso normal. Não estou com isso alimentando a cultura da gordofobia. Muito menos falando do aspecto estético. Acho que todos têm o direito de ser da forma que quiserem. Mas o fato é que a gordura corporal em excesso é extremamente prejudicial ao cérebro.

A partir desses dados e pesquisas que fui apresentando, o Aguiar conseguiu fazer a dieta! E em determinado momento ele até chegou a trazer uma nova atividade para o consultório: a prática da meditação.

– Estou meditando. E, para falar a verdade, melhorou muito meu foco. Estou impressionado.

---

7   RAJI, C. A. *et al.* Brain structure and obesity. *Human Brain Mapping*, v. 31, n. 3, p. 353-364, 2010.

A história do assédio moral também era trazida à tona nas nossas sessões. Eu o fazia se perguntar:

– Será que este é o único lugar que de fato pode te remunerar bem?

– Não sei, doutor. Fico com medo de não conseguir outro emprego que me pague tão bem.

– Aguiar, você desenvolveu uma crença que te faz acreditar que aquele é o único lugar que pode te prover.

A partir desse tipo de conversa, ele criou confiança para trilhar o caminho da mudança.

Foi por intermédio de um amigo que morava no Paraná que ele teve o insight de que poderia procurar outras empresas em que pudesse trabalhar. Era importante que buscasse novos horizontes porque, ao longo das nossas conversas, íamos identificando que o trabalho dele era sua grande causa de adoecimento. Enormes cobranças, pressão, ambiente tóxico: somavam-se a isso filhos, casa e dívidas, mas a coluna dorsal de seu adoecimento estava relacionada ao ambiente de trabalho tóxico onde estava inserido.

Ele precisava de uma transformação nesse sentido.

Voltando ao caso da Maria, quando ela retornou ao meu consultório, estava acompanhada do marido e dava para ver que ela parecia mais disposta.

– Antes, eu ficava estirada no sofá enquanto o neném dormia e mal conseguia interagir com as crianças. Algumas coisas já mudaram, doutor! – contou.

Tínhamos conversado muito sobre a maneira como ela poderia pedir ajuda, e era o que estava fazendo. Parecia ter finalmente compreendido que já passava da hora de desapegar desse conceito da mãe que não erra, que tem medo de pedir ajuda para não passar atestado de incompetência materna.

Aos poucos percebi que ela tinha medo de ser como a irmã, a quem tanto criticava, e a qual, segundo Maria, tinha tido filhos para "cumprir tabela social" e terceirizava todos os cuidados com eles, tendo babás em dois turnos, escola integral e funcionários 24 horas à disposição para que não precisasse se ocupar das crianças. Por criticar tanto a irmã, acabou indo parar no outro extremo da maternidade.

Entre a mãe idealizada e perfeita e a mãe que terceiriza tudo há um verdadeiro abismo. Nem todas as coisas são para todo mundo. Nem todas as mulheres nasceram para ser mães. Nem todas nasceram para se casar. Ninguém é melhor que ninguém por suas escolhas. Claramente, percebo dois tipos de mães que sofrem muito: aquelas que compram a ideia da maternidade perfeita, idealizada, da qual não é possível sentir culpa nem raiva, e aquelas que não deveriam ser mães, mas engravidaram para cumprir um papel social.

Maria não admitia terceirizar nada, porque queria centralizar todos os cuidados com as crianças. Ela não pedia ajuda para não perder o protagonismo do seu novo papel na maternidade. Era uma crença idealizada de que a mãe precisava ser o agente principal.

No dia em que levou Marcelo, seu marido, ao consultório, percebi a dinâmica entre o casal. Embora precisasse que ele a ajudasse nas madrugadas, Maria tinha dificuldade em delegar as coisas a ele. Ela centralizava os cuidados para si e, quando deixava com o marido, Maria o criticava porque ele fazia de um jeito diferente do dela, e depois entrava num looping infinito de cansaço e reclamação por estar exausta. Mas não aceitava ajuda.

Fizemos um longo trabalho para que aquela dupla encontrasse equilíbrio. Não era do dia para a noite, contudo as mudanças precisavam ser feitas antes que fosse tarde. Maria precisava de tempo para si. De tempo para dormir, para se exercitar, se alimentar melhor. E só conseguiria isso se percebesse o quanto as pessoas que a cercavam eram fundamentais na construção daquela "aldeia" de criação dos seus filhos. Era raro eu chamar uma terceira pessoa na conversa, mas, naquele caso, o marido fazia parte da solução.

O Aguiar, por sua vez, também percebia que, embora as mudanças na sua rotina fossem capazes de transformar muita coisa, aquele ambiente tóxico de trabalho com inúmeros casos de assédio moral fazia com que os funcionários ficassem em uma situação de extrema vulnerabilidade.

Eu sempre instigo as pessoas a identificarem as causas de seus sofrimentos para que se tornem protagonistas de suas histórias. Muitas delas chegam em busca de medicação e saem com um pacote completo de mudanças. As crises são oportunidades para repensarmos nossa vida e a maneira como estávamos conduzindo nossa trajetória.

Por isso eu digo e repito: não é um diagnóstico psiquiátrico que mudará sua vida.

Toda doença ou sofrimento começa em um simples processo que você deixa de fazer ou faz sem ter consciência. Foi uma decisão, um impulso, uma escolha, uma procrastinação, um momento. De repente, tudo se desorganiza e começa a virar uma bola de neve. Quando percebe, você já está perdido em si mesmo.

- O que aconteceu com a sua vida?

Faça esse exercício. Observe qual foi o primeiro fio que desencapou. Ali começou o seu problema. É a partir dessa descoberta que você poderá definir novos rumos para sua vida.

Como eu já disse, muitas pessoas não estão doentes, elas estão sofrendo. E eu não tenho dúvida de que o estilo de vida moderno está acabando com a mente e o físico da humanidade. Muitas vezes, o "bem-estar" provocado pela anestesia dos antidepressivos e calmantes é o grande obstáculo para a mudança de vida. Porque hoje estamos tão sem energia que estamos escolhendo o mais fácil em vez de escolher o melhor para nós.

Quando eu atendo um paciente e prescrevo um medicamento, solicito que ele volte dali a trinta dias para ser avaliado.

Quando ele chega, pergunto: – Como você está?

Muitos respondem: – Bem melhor, doutor, muito obrigado pela ajuda.

E eu faço a segunda pergunta: – O que você fez para estar melhor?

Vários deles ficam sem saber como responder.

– Como assim? Eu tomei o remédio que o senhor me deu.

Espero alguns segundos e falo: – Só isso? Não fez mais nada?

E eles em geral respondem algo como: – Só isso... Não tive tempo ainda de mudar a vida, sabe, doutor.

E eu respondo: – Então você não está melhor, você está apenas anestesiado. E, por não sentir mais a dor emocional, tem a sensação de estar melhor. Você estaria melhor de verdade se tivesse mudado alguma das coisas que te trouxeram até aqui, ainda que 1%.

Pense nisso.

Autocontrole:
o xis da questão

André entrou na minha sala enquanto sua mãe o aguardava angustiada e ansiosa na sala de espera. Parecia ter sido conduzido até ali a contragosto. Ela quis fazer algum comentário antes que ele entrasse, mas não conseguiu. Se André não tivesse seus 30 e poucos anos, eu diria que era como uma mãe levando o filho ao pediatra pela primeira vez.

Mal fechei a porta do consultório e ele fez cara de poucos amigos. Estava com um jeans propositalmente rasgado nos joelhos, camiseta e tênis. Um visual descontraído que não parecia ter sido escolhido para a ocasião.

– Como vai, André?

O rapaz estava sem qualquer disposição para responder àquela pergunta. Tinha a mão direita toda enfaixada, de maneira que era perceptível que algum profissional havia feito aquilo.

– Bem – respondeu ele, sem muita vontade de ser perturbado.

Ficamos em silêncio por poucos segundos. Eu o fitei com carinho enquanto ele desviou o olhar.

– E o que o traz aqui?

Ele bufou, insatisfeito. Tinha sido insistência da sua mãe. Sempre que uma pessoa me procura dizendo que está no consultório porque outra pessoa pediu, eu sei que o grau de autoconhecimento daquele indivíduo é baixo. Se um paciente precisa de alguém de fora para lhe dizer que precisa de ajuda, é porque essa pessoa não está atenta e consciente de si mesma.

– Ah, é exagero dela. É porque eu fiquei nervoso no sábado e ela acha que eu preciso de um calmante.

Aquela era nossa primeira conversa. Eu sabia que precisaríamos de muitas outras para que ele chegasse ao xis da questão. Não estava sequer disposto a contar por que estava ali.

– Na verdade, eu sei que ando um pouco nervoso, mas é porque as coisas não estão fáceis no meu trabalho.

Pedi que André contasse sobre seu trabalho, para que pudéssemos começar. Parecia um assunto que o deixava mais confortável. Muitas pessoas gostam de começar pelo trabalho. É comum ter problemas no trabalho, então se torna mais fácil falar de algo externo do que de si mesmo, do seu relacionamento com os outros ou de qualquer outra coisa.

Ele tinha herdado do avô um pequeno comércio. Sua mãe havia trabalhado muitos anos com ele, mas como o próprio André disse, "era impossível trabalhar ao lado dela", então deu um ultimato e a mãe "parou de se intrometer onde não devia". As brigas, na verdade, faziam com que nada caminhasse.

Disse que a presença dela o deixava constantemente nervoso, que virava e mexia ela interferia no trabalho dele e que, além do mais, ele estava tendo muitos problemas com os clientes. Não recebia o que fora combinado, não tinha dinheiro para pagar funcionário e fornecedor e, no sábado que antecedera a consulta, tinha tido uma explosão de raiva.

– Ainda bem que fui eu que me machuquei – brincou, sorrindo. Era a primeira vez que eu via seus dentes por detrás da barba.

– Me conta um pouco dessa explosão de raiva...

André desatou a falar. Disse que tinha ficado nervoso após um telefonema de um cliente que se comprometera a fazer um pagamento e não o fez. Suas contas estavam atrasadas tanto em casa quanto na loja e num impulso deu um soco na porta de vidro da loja, quebrando-a e arrebentando a própria mão. Disse que não conseguiu controlar aquele ato. Simplesmente agiu por raiva e nem viu acontecer. Só se deu conta do episódio quando o vidro explodiu em mil estilhaços entre seus dedos. Viu o sangue, sentiu a dor dilacerante e correu para o hospital. O médico havia lhe dito que por pouco não perderia o movimento dos dedos, já que tinha lesionado os tendões e o movimento ficaria prejudicado por um bom tempo.

– E é a primeira vez que isso acontece? – perguntei.

André disse que nada parecido havia acontecido até então, mas descreveu outros episódios de fúria. Contou que quando ficava muito irritado, jogava as coisas longe com raiva. Tinha quebrado dois celulares desse jeito. E aí entrou num ponto em que não tinha tocado até então.

– A minha esposa, quer dizer... não sei se esposa ou ex-esposa, porque estamos brigados, sempre diz que eu "saio de mim" muito fácil. Que tem medo das minhas reações e que sou imprevisível.

Então André contou que tinha um casal de filhos. Era sua segunda esposa. O primeiro casamento tinha durado pouco tempo. Ela o deixara depois de uma briga.

Demorou para admitir, mas finalmente disse que aquele era "seu temperamento".

– Eu sempre fui assim. Acho que é coisa de gênio forte, sangue espanhol. Meu avô era assim também. Não vou mudar agora.

Naquele dia ficamos um bom tempo falando sobre aspectos superficiais de seu desconforto. Demorou para ele compartilhar o restante de sua história.

André tinha um pai que ele mesmo chamava de "descontrolado". Havia presenciado a falência da empresa dele e a consequência desastrosa na família quando tudo acontecera. Também via desde cedo seu pai com uma rotina fixa: voltava do trabalho direto para o bar da esquina para tomar "uma pinguinha" com os amigos. Hábito que, desde a adolescência, André também tinha incorporado à sua rotina. Disse que isso havia custado seu primeiro casamento.

Falava sobre o pai com respeito e mágoa. Até descrever os golpes de cinta que ele dava nele e em seu irmão.

– Acho que é por isso que minha mãe sempre defendeu a gente.

A mãe não concordava com o pai, mas ele dizia que era para corrigir os garotos. No entanto, as pancadas vinham sempre que ele se descontrolava – e não sempre que os meninos faziam algo de errado.

Agora André estava diante de mim: com o segundo casamento prestes a desmoronar porque sua esposa não aguentava mais seus ataques de cólera e com uma vida ruindo em todos os aspectos. E o último detalhe, que ele admitiu envergonhado: que também não conseguia controlar um novo vício – o jogo. Começou apostando no pôquer, depois começou a frequentar um local onde jogavam com frequência e apostavam dinheiro.

Bebia quase que todos os dias com os amigos, voltava tarde para casa e quase sempre via a si mesmo, perdido, jogando.

– Eu não penso muito. Quando vejo, estou fazendo algo de que vou me arrepender depois. E minha mulher não aguenta mais ouvir as minhas desculpas. Ela diz que eu devo pensar antes de me desculpar, não depois. Mas é coisa minha.

Seu rosto ficou vermelho. Mostrou a foto dos filhos e se ressentiu.

Não conseguiria ficar longe deles caso se separasse.

No entanto, já presumia que aquilo aconteceria mais cedo ou mais tarde, porque, da última vez que eles tinham brigado, a esposa o tinha colocado para fora de casa.

– Eu acho que me excedi um pouco. Eu tinha saído para tomar uma cerveja, a bateria do meu celular acabou e quando eu cheguei em casa ela estava enfurecida porque o mais novo estava com febre e eu não me importava, só que eu nem sabia disso. Ela disse que era claro que eu não sabia, porque sempre estou na rua bebendo. Aí eu fiquei nervoso, porque trabalho o dia todo e nem posso beber com meus amigos. Ela começou a gritar e eu fui fechar a janela pra gritaria não acordar os vizinhos, mas estava emperrada, acho que fiz com muita força e quebrou o vidro. Ela achou que eu tinha feito de propósito. Perdi o controle e comecei a dar soco na porta de raiva e ela pediu pra eu sair...

Perguntei quando aquilo tinha acontecido e André disse que não tinha certeza, mas achava que fazia pelo menos um mês e meio.

A situação do André se assemelhava à de outra pessoa que eu tinha atendido fazia poucos dias, mas que estava em outras condições. A Célia tinha chegado ao consultório com o Raul, seu marido. Ele mal entrou e desabafou:

– Doutor, essa é a última tentativa que faço de continuarmos casados.

Ela riu e emendou que ele falando daquele jeito parecia que estavam num terapeuta de casal. Raul fez cara de quem não gostou.

– O que está acontecendo? – perguntei, olhando para ambos.

Então ele desatou a falar. Disse que a esposa tomava medicação fazia algum tempo para controlar seu temperamento agressivo. E que estava querendo parar de tomar o remédio.

– Mas o corpo é meu! Eu que engordei com a medicação, né, doutor, não ele. Eu que fico sentindo os efeitos colaterais. Não quero mais isso pra mim. Não é ele que está na minha pele. Além de não estar resolvendo o que eu acho que tem que resolver. Eu fico lenta... Não estou satisfeita...

Célia mal parou de reclamar e seu marido a interrompeu.

– Não está satisfeita? Você se lembra de como você era sem o medicamento? Lembra o que aconteceu antes de a gente ir ao psiquiatra e você começar a tomar?

Então Raul se virou para mim e disse que ela era uma mulher muito explosiva, agressiva, que os amigos haviam se afastado deles.

– Aliás, Célia, lembra daquele dia que você quebrou uma garrafa no churrasco do Valtinho porque achou que a irmã dele estava dando em cima de mim?

Ela engoliu seco.

– E tem mais. Toda vez que a gente saía era a mesma coisa. Barraco em cima de barraco. Ou ela briga no trânsito e acaba com o passeio. Ou ela briga com o garçom, ou arranja briga com quem estiver por perto. É insuportável. Tudo é motivo pra escândalo. Doutor, você já foi parar na delegacia porque sua mulher bateu no manobrista? Não, né? Eu já!

Enquanto Raul contava algumas das brigas da esposa, ela parecia se irritar e batia o pé com o salto alto vermelho no chão.

– Acabou? – soltou Célia, quando ele contou mais alguns episódios. – O senhor vê? Ele gosta de me constranger e diz que sou eu a louca.

Raul respirou fundo.

– Doutor, me perdoe, não é apenas eu quem está falando. Nossos filhos não aguentam mais. Ninguém tolera mais isso. Eu prefiro que ela continue com a medicação. Como ela quer parar, concordamos em buscar um novo psiquiatra pra nos dizer o que fazer.

Raul preferia que Célia ficasse com os efeitos colaterais, embora estivesse calma, do que voltasse a ser do jeito que era. Isso era muito comum no meu consultório.

Tirar o remédio às vezes incomoda mais as pessoas que estão em volta do que o próprio paciente. Porque, no caso da Célia, era interessante para o parceiro mantê-la medicada. Muitas vezes o medicamento é exigência do parceiro e não do paciente.

– Eu nunca sei como ela vai reagir quando está sem a medicação, doutor... – suspirou Raul.

Aquele casal parecia viver uma vida muito sofrida. Ela tomava o remédio e de fato queria melhorar seu comportamento e suas atitudes. O marido queria vê-la melhor. Ele era sincero quando dizia que queria vê-la bem.

Aos poucos Célia foi baixando a guarda e contando um pouco de si. Disse que sempre tinha sido muito impulsiva, era a primeira filha de uma família de seis crianças. Os pais se separaram quando ela era adolescente, e Célia tinha passado a infância toda presenciando as brigas entre os dois.

E aqui entra um aspecto importante da vida tanto de Célia quanto de André, o outro paciente que estamos conhecendo neste capítulo: os dois tiveram experiências negativas e traumas na infância. Ele vira o pai sofrer uma falência, chegar em casa depois de beber e bater nos filhos. Ela vira o pai brigar com a mãe e presenciava cenas das quais não gostava de lembrar.

Não é todo mundo que presta atenção a isso, mas é importante desde já que você entenda quão importantes são uma infância e adolescência sadias.

Isso porque temos regiões do cérebro que controlam nossos impulsos, a ansiedade e o medo – uma dessas regiões é chamada de sistema límbico, e ele existe desde o momento do nosso nascimento.

É ali que ficam registradas as memórias dos afetos negativos.

E então vem a primeira grande questão na vida dos dois: quanto mais experiências negativas e traumas vivermos, maior será o registro negativo nessa área. A região que controla o medo vai sendo hipertrofiada pelas experiências negativas. Imagine crianças que viveram sucessivos traumas sob constante medo durante a infância. Não desenvolveram adequadamente o tal sistema.

– Então meus pais se separaram e ele foi morar em outra cidade. Eu não via meu pai – me contou a Célia em determinado ponto da conversa.

Depois de presenciar as brigas durante a infância, ela viveu uma adolescência privada do contato com seu pai. E é nessa fase da vida que outra parte importante do cérebro é formada: o lobo pré-frontal, que determina nada mais nada menos que o controle sobre nossas emoções.

Existe um equilíbrio perfeito entre o sistema límbico (gerador das emoções) e o lobo pré-frontal (o controlador das emoções). O pré-frontal é a nossa racionalidade. É nele que está o controle sobre nossos impulsos e desejos. O sistema límbico sente, o pré-frontal pensa.

Agora, pense comigo: se o sistema límbico formado na infância estiver carregado de lembranças negativas e o lobo pré-frontal, que cresce mais tarde, não foi desenvolvido adequadamente, como estará o controle sobre os impulsos durante a vida adulta?

É por isso que os adolescentes vivem uma montanha-russa de emoções. A adolescência é a fase em que o pré-frontal não está completamente desenvolvido e ele vive como que à mercê das emoções, de tudo o que é externo. Constantemente abalado por paixões, decepções, frustrações, raiva. É como se explodissem e, depois, tudo se resolvesse. Mas o esperado é que, ao chegarmos à fase adulta, esse sistema já esteja bem equilibrado.

Porém nem todos são assim. André e Célia representam milhares de pessoas que vivem praticamente como reféns da impulsividade e das emoções geradas pelos acontecimentos externos. Tanto o André quanto a Célia tinham um nível de irritabilidade, compulsão e impulso que mostrava como a distância entre o estímulo e a ação estava curta. As coisas aconteciam e eles simplesmente reagiam aos eventos, sem racionalizar a respeito deles. Era uma reação imediata que sempre conturbava tudo e todos ao redor.

Eu quero explicar o motivo de isso acontecer e o que torna as pessoas tão sensíveis a essas respostas. Quero trazer a raiz do problema: a raiz dos atos impulsivos.

Você deve conhecer alguém assim: está tudo bem e, de repente, a pessoa perde o controle e surta.

Onde está a chave de situações como essa?

Psicologicamente falando, a impulsividade é medida pelo tempo entre o momento em que recebemos um estímulo e a resposta que damos a ele. Quanto mais curto for esse período, mais impulsivos seremos. Do ponto de vista físico, esse tempo dura exatamente o caminho que o estímulo percorrerá em seu cérebro. Primeiro ele chega ao seu sistema límbico, que provoca uma emoção imediata: raiva, ciúmes, tristeza, medo, prazer, alegria, entre outras. Essa emoção vai para o lobo pré-frontal, que vai "pensar" a respeito dessas emoções, determinando uma atitude. Veja bem, o ideal é que toda emoção passe pelo

130

crivo da razão antes de chegar a uma decisão. Isso é fisiológico. Fomos feitos assim.

Falei tudo isso para o André em uma de nossas conversas, no entanto ele mal ouviu minha explicação. Não estava muito interessado. Estava convicto de que era impulsivo por uma questão genética.

– É o meu temperamento. Eu sou assim. Sangue quente. Sou assim, ué. Paciência. Quem não quiser que não me engula.

Aquele discurso era típico de quem vivia dessa maneira. Se autodenominava como "explosivo" e não dava a menor importância para as pessoas ao seu redor.

Para André, cada um que catasse os caquinhos que restavam depois da explosão. Literalmente.

Pude perceber um olhar de piedade do Raul quando a Célia começou a contar sobre sua primeira ida ao psiquiatra, aos 18 anos de idade.

– Minha mãe me levou. Ela entrou dizendo que eu era ou oito ou oitenta, que era encrenqueira. Pra mim aquele dia ficou muito marcado, porque me senti mal por ser do jeito que eu era. Vi que aquilo machucava as pessoas, mas eu não conseguia ser de outro jeito.

Célia passou no vestibular para pedagogia, depois em um concurso público. Tinha uma capacidade cognitiva excepcional, mas, logo que começou a trabalhar, vivenciava períodos excelentes de alta produtividade intercalados com momentos de irritabilidade, principalmente quando tinha problemas com pessoas no trabalho.

Só que a própria Célia começou a notar certo padrão em suas atitudes: só ficava bem quando tudo estava bem.

Você com certeza conhece pessoas que são exatamente assim: se tudo está bem lá fora, elas estão felizes. Se algo sai do planejado, elas surtam ou se descontrolam. Têm grandes dificuldades em lidar com o imprevisto e com a frustração. Não sabem lidar com os nãos da vida. Não conseguem raciocinar a respeito de nada. Apenas reagem aos acontecimentos externos sem observar, analisar contextos, filtrar.

Foi com a chegada do terceiro filho do casal que as coisas na casa desandaram de vez.

– Eu sei que ficou insuportável conviver comigo – disse ela, chorando. – Eu já não conseguia mais me controlar. Brigava em casa, no trabalho, na rua. Tudo era motivo para discussão.

Eu via em seu olhar que Célia estava disposta a ajudar a si mesma do jeito que fosse. E eu percebia que, juntos, poderíamos levar a sua existência a outro patamar de funcionamento.

O que eu quero que você entenda, observando casos como o do André e da Célia e os sintomas que eles apresentam, é que existe uma explicação por trás.

– Célia, o nosso cérebro registra fortemente as experiências negativas para que a gente não erre mais. E você já deve ter notado que lembramos com mais frequência das experiências negativas do que das positivas. Pode perceber: se você ouve uma notícia ruim, logo se inclina para saber mais. Uma notícia boa não fica registrada com tanta facilidade, e não surte o mesmo efeito.

E por que registramos tanto os eventos ruins? Por que eles parecem ficar marcados na gente feito cicatriz? Por que tentamos esquecer nosso passado traumático e não conseguimos?

Isso ocorre por uma razão evolutiva: seu cérebro é treinado para isso. Registrar as experiências negativas em forma de memória é um mecanismo de defesa para que você não cometa sempre os mesmos erros!

Quer um exemplo disso? O André podia contar todas as vezes que apanhara de seu pai, mas não se lembrava de um único episódio de carinho na infância. Ele se lembrava da rigidez com que fora criado e do medo que sustentava as relações dentro de casa. Não podia fazer nada errado que já era considerado culpado.

Conforme eu avançava nas explicações para o André, ele passou a balançar a cabeça, em sinal de concordância.

– André, a questão não é apenas seu sangue quente espanhol. O buraco é mais embaixo. Do ponto de vista psicológico, a distância entre o impulso e uma ação cometida é chamada de reflexão. Todas as suas ações são voluntárias.

Ele se agitou na cadeira, e de forma mais incisiva, balançando a cabeça negativamente, falou:

– De forma alguma, doutor. Não concordo. Muitas ações que tomo são involuntárias, e são tomadas no mesmo tempo que dá a vontade. É como se eu agisse o tempo todo sem freio, sabe? Dá vontade de beber, eu bebo. De gritar, eu grito, de apostar num jogo, eu arranjo o dinheiro que nem tenho... Tudo é involuntário.

– André, não é porque você não consegue controlar que é involuntário. Você apenas não tem a capacidade de reflexão desenvolvida. Você age por impulso e, quando vê, já deu um soco na porta e sua mão está ensanguentada. Aí você se sente refém, achando que está agindo involuntariamente. Na verdade, você tem uma falta de capacidade de controle absurda.

Ele baixou a cabeça. Como se estivesse envergonhado do que acabara de dizer.

Será que o André e a Célia estavam condenados à impulsividade pelo resto da vida?

Chegamos ao xis da questão: o autocontrole.

133

7

Repetir, meditar e amar

– Mas, doutor, se o problema da impulsividade é uma disfunção no cérebro, então eu estou condenada a ser impulsiva pelo resto da minha vida? E a tomar remédio para me controlar também?

– Célia, a relação entre o sistema límbico e o lobo pré-frontal não é uma questão de destino. Apesar de esses sistemas se desenvolverem na infância e na adolescência e determinarem o comportamento pelo resto da sua vida, hoje sabemos que o cérebro é passível de modulação. Isto é, podemos alterar alguns padrões de funcionamento cerebral mesmo na fase adulta!

Célia abriu um sorriso largo quando falei que era possível aumentarmos a distância entre o estímulo e a ação e aprendermos a responder adequadamente aos fatores internos e externos.

E o que isso quer dizer?

Você provavelmente deve conhecer pessoas como a Célia e o André, se é que não se identificou com os relatos de um deles ou de ambos.

Ao longo da vida, pude observar pacientes com as mais diversas queixas. Posso afirmar que uma grande parcela deles estava sempre focada em resolver sintomas para que pudesse ter um alívio para o sofrimento – são pessoas com a mente inquieta e com o coração em turbulência. Pessoas que passam por problemas da hora em que acordam até a hora em que vão se deitar. Que vivem apenas reagindo aos estímulos externos. Não têm tempo sequer para pensar como estão. Vivem completamente mergulhadas no automatismo – um excelente anestésico emocional.

Nem sei mensurar quantos pais já me disseram que se descontrolaram com os filhos porque tinham acabado de receber uma ligação desconcertante do trabalho. E, como testemunha oculta desse fenômeno, eu notava que, mais uma vez, crianças cujo sistema límbico ainda estava em formação pagavam o preço pelo despreparo dos pais.

Cada vez mais presenciamos cenas de descontrole no dia a dia. Discussões que não levam a nada, e muitas vezes nos perguntamos: "como essa pessoa ficou nervosa por causa disso?".

Como eu já disse, a impulsividade tem um custo muito alto.

– Doutor, o que seria o autocontrole, então? – perguntou Célia, curiosa.

– Querida, para simplificar, podemos entender o autocontrole como um colchão de molas localizado entre o estímulo que você recebe e a reação que você tem. Ele absorve as pancadas dos eventos externos, te dá um tempo para refletir e pensar na melhor resposta para aquele estímulo. Ele te protege da impulsividade.

– Mas, doutor Pablo, como construir esse colchão quando vivi uma infância cheia de traumas? Se meu pré-frontal foi pouco desenvolvido, em decorrência dos estímulos negativos?

A verdade é que o ser humano tem uma capacidade de se reinventar, se transformar, e a palavra-chave para quem quer mudar a personalidade é REPETIÇÃO. A palavra "personalidade" em sua origem pode ser interpretada como *ser em repetição*, ou seja, é o ser que há dentro de você que se repete todos os dias. Aquelas características estáveis pelas quais você é conhecido, que fazem com que você seja quem você é.

Quando todos os dias o indivíduo acorda e faz determinado ato, aquilo fica registrado no cérebro dele e se torna quase involuntário.

Nossa personalidade começa a ser formada ainda na infância, com a repetição dos hábitos incorporados a partir das rotinas de nossos pais. E esses hábitos podem ser nocivos ou benéficos para nós. Uma vez que os hábitos vão se cristalizando por dentro, vão se tornando os traços da nossa personalidade – as tais características que nos definem. Por exemplo, você não pensa para se comportar do jeito que se comporta. Você simplesmente se comporta baseado em seus traços de personalidade. É o seu *ser em repetição*! Aprenda uma coisa: o que você é foi construído a partir da repetição de hábitos. E todos nós sabemos que mudar um hábito não é nada fácil. Por isso mudar a forma de ser também não é nada fácil.

– Mas, doutor, quando passei a tomar os remédios psiquiátricos, eu mudei. Não sou mais tão impulsiva como era. A prova é que meu marido não quer que eu deixe de tomar. O problema é que ele me dá muitos efeitos colaterais e isso é muito ruim.

– Não, Célia, você não mudou. Está apenas contida devido à ação do remédio. Como uma camisa de força química que amarra seu sistema límbico e não deixa você soltar seus impulsos. Mas o problema continua lá. O dia em que você interromper o medicamento, tudo voltará a ser como sempre foi.

Aqui está o primeiro segredo que compartilhei com a Célia e com o André e que agora quero compartilhar com você: a repetição é capaz de moldar o novo ser humano que desejamos nos tornar. Não se trata, porém, de uma repetição pela repetição, algo que você viu uma celebridade fazer nas redes sociais e decide fazer igual. Também não basta copiar um comportamento de alguém que aparentemente é bem-sucedido e passar a repeti-lo. Também não é acordar todos os dias e ficar repetindo em voz alta que você é inteligente, bonito e rico.

Tudo começa no despertar da consciência, na identificação dos traços de sua personalidade que trazem sofrimento e limitações a você. O que precisa ser repetido é outra forma de pensar e de agir no mundo. É isso que vai determinar um novo jeito de viver. Lembra-se do primeiro capítulo deste livro? Para você alcançar isso, terá que vencer a resistência! Não é natural, e menos ainda espontâneo. O natural é você ficar onde está. Por isso as pessoas ficam muito frustradas quando tentam mudar algo em sua vida.

Todos que estão comprometidos consigo e com um novo comportamento deveriam observar esse aspecto em sua vida. Não adianta começar uma nova rotina de exercícios e parar dali a um mês nem fazer uma dieta e, na semana seguinte, voltar a consumir açúcar em excesso. Assim como não adianta começar a meditar e depois de dois dias interromper a prática de meditação e voltar para a novela.

É preciso estar comprometido com a mudança. E com o estilo de vida que queremos incorporar à nossa vida. É necessário repetir até que os novos hábitos se tornem os novos traços da sua personalidade. Aí sim você poderá bater no peito e dizer que mudou.

Quando faço críticas à medicalização da vida, é isso que quero dizer: vejo pessoas que estão medicadas há mais de uma década e que continuam com os hábitos que geraram os sintomas. Quando param de tomar a medicação, reclamam que se sentem dependentes do remédio porque todos os sintomas voltaram.

O que elas não entendem é que antidepressivos e calmantes não mudam ninguém, apenas controlam os sintomas. Eles não atuam na causa. Não corrigem a raiz do problema.

E quer saber de uma coisa? Quem vai corrigir a raiz do problema é você.

Muitas vezes, o paciente é o próprio remédio.

Sinto dizer, mas o remédio está dentro de você. Só que essa medicação é você quem produz. E, para produzi-la, você precisa se motivar dia após dia.

Todos os dias eu acordo pela manhã e medito, e é quando imagino como quero que o meu dia seja, como quero pensar, sentir e reagir. E faço isso independentemente do meu humor. Sei que, se eu não repetir isso diariamente, dali a pouco estou de volta ao meu "antigo eu".

Sabe quem é o "antigo eu"? Um sujeito que fica só no modo de sobrevivência. E todos os seres humanos têm essa tendência. Vivem replicando os hábitos. Acordam e ficam matutando se as coisas vão dar certo.

- Será que fulano vai dar a resposta?
- Será que vou conseguir fechar aquela negociação?
- Será que aquele projeto vai dar resultado?
- Será que ela/ele vai me ligar?

Questionamentos como esses são capazes de nos desestabilizar se estivermos no modo automático do ser.

Conheço um paciente que todos os dias ao acordar, ainda na cama, pega o celular e abre o aplicativo para ver como foi o movimento de sua loja na noite anterior. Se o saldo for positivo, ele tem um bom dia. Se o saldo for negativo, ele tem um dia péssimo. Sua esposa já sabe se a loja foi bem ou mal logo que ele se senta à mesa para tomar o café da manhã.

Acontece que não podemos viver a vida desse jeito. Não dá para sermos tão reativos e despreparados emocionalmente para lidar com as demandas do dia a dia. Se ele acorda desse jeito, imagine como vai chegar à empresa. No entanto, esse meu paciente não é uma exceção. Assim como ele, milhares de pessoas acordam e se conectam com aquilo que as desestabiliza em vez de se fortalecerem emocional e psicologicamente. Em vez de repetirem dia após dia rituais que as fortaleçam, elas fazem rituais que as enfraquecem.

Trabalhar o lado psicológico do ser é estar atento a isso: o destino está nas nossas mãos diariamente e não podemos nos tornar granadas que explodem a qualquer momento e em qualquer lugar. É necessário que recuperemos o controle de nossas emoções. É necessário exercitar o autocontrole.

Os pacientes Célia e André primeiramente foram levados a adquirir consciência das raízes de seus problemas. As causas físicas, psicológicas e ambientais. Eles entenderam que eram reféns de si mesmos, dos comportamentos impulsivos automatizados. Só a partir de então é que foram estimulados a desenvolver e a repetir novos padrões de crenças, novos pensamentos e novos comportamentos.

Certa vez, o André me perguntou:

– Doutor, dia desses eu li um livro em que o autor falava que rotina não faz bem para o ser humano, que acaba com o poder criativo das pessoas ao aprisioná-las no automatismo. É verdade?

– André, não conheço esse livro, mas tenho que falar que o problema não é a rotina em si. É o que você coloca em sua rotina. Nosso organismo expressa a natureza. E você concorda comigo quando afirmo que a natureza toda é baseada em rotinas? Temos o dia, a noite e as estações. Tudo se repetindo em uma precisão milimétrica. A rotina é a grande aliada de quem quer ter saúde mental. Não qualquer rotina, mas uma que seja saudável.

139

Como eu já disse, já faz alguns anos que eu medito, me alimento de forma saudável e faço exercícios regularmente. Reduzi minha carga de trabalho, e passei a dar mais valor às coisas simples da vida. Isso tudo repercute de maneira positiva na minha existência.

Todo processo de escolha precisa passar por um processo de reflexão. O ideal é você fazer uma reflexão de pontos negativos e positivos que essa escolha pode ou não acarretar. É um verdadeiro processo de amadurecimento e é importante para a qualidade do seu dia.

Pessoas que se descontrolam em brigas de trânsito, em situações com familiares, com filhos, no trabalho ou até mesmo sozinhas estão agindo sem passar pelo processo de reflexão.

Parece óbvio? Pois é: mas elas acabam se medicando por isso. Para ficarem calmas.

A Célia vivia um dilema. Quando começou a tomar os medicamentos, percebeu que controlou melhor sua impulsividade, contudo passou a sentir fortes efeitos colaterais e não aguentava mais ficar daquele jeito. Só que sua família estava tranquila, porque a Célia não perturbava mais ninguém e todos eram contra ela suspender os remédios.

Diariamente atendo pessoas com casos parecidos. Pacientes e seus familiares que vivem o conflito causado entre os benefícios dos medicamentos e os efeitos colaterais. Quantas vezes encontramos situações assim? Em que a família prefere conviver com alguém medicado, mesmo que ele sofra diversos efeitos colaterais, a lidar com alguém que, de certa forma, acaba incomodando?

A primeira coisa sobre as quais alertei os dois foi que ambos detinham esse poder, e mudar a situação dependeria deles. Mas, antes, precisavam estar comprometidos com a repetição de novos padrões de pensamentos e comportamentos. Sem repetir dia após dia os hábitos que precisavam ser incorporados, não havia como mudar. Nem no cérebro, nem no comportamento, nem nas atitudes, que são apenas reflexo de tudo isso.

– Doutor, o senhor disse que seria possível a gente alterar o funcionamento do cérebro e melhorar nosso sistema límbico e... como é o nome dele mesmo?

– O pré-frontal, André. Isso mesmo! A neurociência comprova o que filósofos e psicólogos falam há centenas de anos. Somos plenamente capazes de aumentar a nossa capacidade de autocontrole.

Uma das ferramentas cientificamente comprovadas que é capaz de equilibrar o cérebro e melhorar a capacidade de autocontrole é a meditação.

O nosso córtex pré-frontal é composto por três áreas diferentes que são complementares: a primeira é acionada quando estamos pensando ou imaginando algo; a segunda é ativada quando orientamos determinado pensamento para uma ação específica; e a terceira é quando estamos executando uma tarefa. E o sistema límbico? Ele envia as emoções para o córtex pré-frontal.

Relembrando: quando alguém fala ou faz alguma coisa que nos desagrada, isso provoca uma reação emocional em nosso sistema límbico, a raiva. Esse sentimento é direcionado ao lobo pré-frontal, que irá pensar sobre a relação entre a causa e a intensidade da raiva que estamos sentindo, orientará para determinada ação e controlará a proporcionalidade dessa ação. Ele funciona como um verdadeiro freio ou filtro para os nossos comportamentos.

O cérebro alterna essas funções o tempo todo.

Vimos no capítulo anterior que as pessoas impulsivas têm o sistema límbico hipersensível e o córtex pré-frontal hipoativado. Esse desequilíbrio é a causa física, cerebral da impulsividade.

E quando se pratica meditação, o que acontece?

A meditação é capaz de alterar as funções e a estrutura cerebral. Por exemplo, reduz a hiperativação do sistema límbico, melhorando a modulação das emoções. Os praticantes de meditação, ao exame de ressonância magnética, apresentam uma redução da atenção voltada aos estímulos externos e um aumento da sustentação interna. A meditação é capaz de aumentar seu foco e concentração!

Com a meditação você também regula os níveis de dopamina, serotonina, endorfinas... Você literalmente muda a estrutura do seu cérebro. E entre as áreas beneficiadas está o seu córtex pré-frontal. Meditar é um baita remédio para controle da irritação.

Só que isso não acontece da noite para o dia.

Não vamos dormir de um jeito e acordar de outro. Não tem pílula mágica. Você precisa de disciplina. Só assim você se torna capaz de mudar as coisas. Você precisa repetir o que quer, para que isso se torne seu novo *ser em repetição*. Você está em processo. Nesse processo de incorporação de novos comportamentos podemos ter recaídas, mas não tem problema. Não se cobre mais do que aquilo que você pode dar!

Está difícil a sua situação? Agora é a hora de exercer tudo isso com serenidade e não deixar o sistema límbico tomar conta de tudo.

Ele quer te controlar e dominar porque é primitivo. Mas o que separa o ser humano dos outros seres na natureza é que temos nosso pré-frontal. Isso que nos fez evoluir na espécie. Essa é a parte do cérebro que o gorila não tem e que você precisa usar, a sua capacidade de reflexão, que muitas vezes não usa.

Se estamos falando de atuar na raiz do problema, estamos falando de identificar os pontos de desequilíbrio e ajustar. Meditar é um santo remédio.

142

Aqui é importante trazer um ponto que sempre digo aos pacientes, inclusive o próprio André trouxe a questão à tona. Passo a palavra a ele:

– Doutor, não consigo ficar parado, nem em silêncio. Minha cabeça não para. Como vou meditar? Isso deve ser mais uma sessão de tortura do que um remédio para minha irritabilidade.

As pessoas infelizmente desenvolveram um conceito equivocado de meditação. E precisamos desconstruir isso. Os ansiosos e impulsivos abominam a ideia de meditar porque acham que é ficar com a cabeça vazia. De fato, se fosse assim, seria uma sessão de tortura, como André achava. Mas deixa eu falar uma coisa: meditar não é não pensar em nada, é aprender a pensar.

Existem, inclusive, meditações ativas. Pessoas que meditam caminhando, outros que fazem da corrida sua meditação. Meditar pode ser aprendido. E buscar uma forma de meditação que cabe dentro do seu estilo de vida é parte do processo.

Alguns mestres de meditação ensinam a meditar através do controle da respiração. Outros, buscando símbolos. E a cada dia surgem novos estudos e descobertas da neurociência que comprovam a eficácia de todos esses métodos.

Tanto o André quanto a Célia buscaram incorporar a suas rotinas diárias formas de meditação. Instruí a ambos que entrassem em uma escola para que estudassem e incluíssem esse conhecimento milenar em suas vidas. Eu sabia que essa prática traria a eles a modulação dos sistemas que estavam desajustados. E, mais uma vez: não é meditando um dia que se alcança esse resultado.

É com a repetição constante que fazemos com que a neuroplasticidade do cérebro possa acontecer. Os ajustes de dentro dessa nossa caixa fantástica podem ser feitos por nós mesmos.

143

Pode parecer uma solução simples demais, mas eu garanto a você: incorpore a meditação à sua rotina e verá os resultados. Incorpore *bons hábitos* à sua rotina diária e você vai colher resultados. Para isso, você precisa efetivamente assumir a postura de protagonista no seu tratamento. Não é o remédio que vai mudar você. É você quem vai mudar a si mesmo.

Durante as etapas desses ajustes, é evidente que pessoas como a Célia, que estavam habituadas ao medicamento, não podem de uma hora para outra largar tudo. Fazemos pequenos ajustes até que ela esteja pronta para assumir a própria vida. Mas usar o remédio como muleta faz com que você seja dependente dele para o resto de sua vida.

A impulsividade do André, por exemplo, custou a ele o segundo casamento.

Quando ele retornou ao meu consultório, disposto a mudar, ele disse que não queria mais perder tudo por conta do seu temperamento. Ele queria uma vida de verdade. Não aguentava mais ser refém das explosões de humor.

– Minha mulher pediu a separação e saiu de casa. Eu decidi uma coisa, sabe, doutor, que eu quero um relacionamento de verdade agora. Não quero ter uma pessoa só para não estar sozinho. Eu quero um amor – confessou ele.

Aí chegamos a um terceiro ponto que também está relacionado ao ajuste que precisamos fazer quando estamos em busca da modulação do nosso sistema límbico e dos nossos impulsos: o amor cura e, assim como a meditação, é capaz de modular as funções cerebrais.

Quando amamos, liberamos um hormônio conhecido como ocitocina. Você sabe o que ela é capaz de fazer em seu cérebro? Simplesmente apagar as experiências negativas registradas no sistema límbico. E somos nós que produzimos ocitocina dentro do nosso corpo!

A ocitocina é capaz de modular a memória afetiva do passado. Isso talvez seja uma descoberta recente da ciência, mas, há milhares de anos, alguns homens nos disseram isso.

Jesus sempre falou sobre o poder curativo do amor. Buda também trouxe esse ensinamento em seus discursos. Platão, em sua obra *O banquete*, nos dá uma aula sobre o amor. Todos os líderes religiosos e espirituais do mundo são unânimes em trazer perspectivas de como o amor é capaz de curar.

O amor cura porque, quando o sentimos e o expressamos, cada célula do nosso corpo é inundada pela ocitocina. Velhas memórias são apagadas e abrem-se as possibilidades para novas. Por isso, quando amamos, nossos olhos brilham, nosso coração acelera, a gente se sente energizado. Como se nada nos segurasse. O amor é capaz, sim, de modular nossa personalidade!

Porém, uma pessoa como o André, antes de buscar um relacionamento precisa buscar o amor próprio. Ele precisa buscar dentro dele o amadurecimento da personalidade. Isso fará com que se torne uma pessoa mais consciente dos estímulos.

Lembra que falei que autocontrole é ter um colchão que absorve e nos dá tempo para responder aos estímulos de fora? Esse colchão é a nossa barreira de proteção. Todos podemos ter. O amor é capaz de deixar esse colchão maior e mais fofinho.

Quer uma prova de que o amor é um excelente remédio para a impulsividade? Responda então: quando estamos apaixonados, não ficamos mais tolerantes? Mais compreensivos com o outro? Dando menos importância a coisas menores? O mundo ganha cor... fica cor-de-rosa...

Agora você sabe o porquê.

Pode perceber outra coisa: desde que o mundo é mundo, as pessoas tristes, sozinhas e os vilões sempre foram retratados como pessoas amargas. Quem está cercado de alegria, de crianças, de afeto, de animais de estimação, de amor, está sempre sendo retratado de forma diferente de quem está ranzinza. E não é por acaso que isso acontece. Não é por acaso que no ditado popular, quando alguém está de mal com a vida, dizemos que fulano é mal-amado.

Porque é por aí mesmo. Precisamos de amor. Mas só temos o amor do mundo quando amamos a nós mesmos.

E como construir essa rede de afeto?

O hormônio da ocitocina pode ser produzido conscientemente pelo organismo. Podemos estimular nosso corpo a produzir esse hormônio para que tenhamos seus benefícios diários. Para que tenhamos mais amor em nossas vidas. Para que sejamos inundados por ele, e naturalmente mais gentis, mais gratos. Naturalmente, equilibramos o nosso sistema límbico.

O amor será curativo no processo.

Para quem tem filhos, sempre alerto quão importante é brincar com as crianças e se dedicar às atividades que tragam o afeto à tona. Por que as crianças de hoje estão tão ansiosas, irritadas e hiperativas? Porque os pais estão cansados e estressados, sem a menor energia para amar. Com afeto não há agressividade ou impulso que resista.

A Célia passou a incorporar uma rotina com os filhos que incluía doses diárias de brincadeira. Passou a tirar da sua lista de filmes aqueles tristes, que deixam o coração apertado, e passou a incorporar comédias, filmes que despertavam o amor e a sensação que o afeto proporciona.

A "filmoterapia", assim como leituras que nos provocam estímulos de afeto, são extremamente eficazes para todas as idades.

Por falar em filme, talvez você já tenha visto o famoso *Patch Adams – O amor é contagioso*, baseado na história real de um médico que dizia que o amor efetivamente trazia imunidade e cura aos seus pacientes e promovia isso o tempo todo. Ele foi o criador da terapia do riso, técnica psicoterapêutica que tenta tranquilizar doentes usando o humor. Patch Adams foi internado ainda jovem em um hospital psiquiátrico depois de perder o pai, e lá conheceu uma paciente com distúrbios psiquiátricos que o ajudou a reverter sua condição com brincadeiras e companheirismo. Ficou tão impactado com os resultados que o amor trazia em sua vida que decidiu ajudar as pessoas da mesma maneira. Estudou medicina e começou a usá-la como instrumento de mudança social a partir do amor.

A medicina humanizada foi capaz de levar a cura para milhares de crianças e adultos no mundo. E todos tiveram acesso ao que ele chamava de cultura do amor e do carinho na recuperação. Simples e eficaz para ativar a imunidade, fortalecer a autoestima, o vínculo social, a sensação de amparo, de amor é capaz de produzir hormônios importantes para a manutenção da nossa saúde.

Não me considero discípulo do dr. Patch, que faz palestras pelo mundo todo disseminando uma nova cultura no tratamento de doenças e sendo aclamado por líderes, mas acredito, sim, em uma nova forma de transformar o paciente. Não apenas levando carinho a ele, mas fazendo com que ele mesmo perceba que é possível gerar esse afeto internamente, sem depender de um terceiro que o abasteça.

É possível criar maneiras de fabricar esse hormônio tão importante para nós...

Amizades sólidas, laços familiares, relacionamentos afetivos e até animais de estimação se mostram excelentes aliados nesse sentido. É crescente o número de pessoas que estão adotando animais para que possam ter vínculos afetivos quando se sentem sozinhas. E funciona! Há inúmeros estudos científicos mostrando que pessoas que têm animais de estimação recuperam-se mais rapidamente de quadros depressivos, por exemplo.

No fundo, é bastante simples. Em condições normais, você não vê uma mulher que acabou de ter filho de parto natural irritada. Ela foi inundada pela maior experiência de produção de ocitocina de sua vida, que acontece na hora do parto. Você não vê um monge tibetano tendo um acesso de fúria e gritando com alguém. Aquele ser humano está com a mente tranquila, com as emoções trabalhadas. Ele pratica a meditação, o autoamor, e faz isso repetidamente todos os dias.

Sugiro que você faça o seguinte exercício neste momento: lembre de alguns momentos em que você estava de bem com a vida. Responda: as coisas fluíam com mais facilidade ou não? Provavelmente sim, porque o amor e a paz fazem com que você se equilibre naturalmente.

Existe uma razão para os grandes mestres terem falado sobre a oração, sobre o silêncio, sobre aquietar a mente. Existe uma razão para todos eles também trazerem o amor como remédio universal. E, como médico, eu atesto que o hormônio do amor é fundamental nas nossas vidas.

A grande revolução que pode ser feita é criar hábitos e rotinas com tudo aquilo que pode nos transformar. Que é capaz de, quimicamente, alterar o funcionamento do nosso organismo. Não é uma magia. É o casamento da neurociência com a espiritualidade com a filosofia e com a psicologia.

Nada mais justo que nos comprometermos com a nossa saúde física e mental. E de que forma podemos fazer isso? Entendendo o que nos faz bem. Observando a raiz do problema em vez de acalmar o sintoma. Um paciente nessas condições não fica melhor se tomar um chá de maracujá. Ele vai ficar mais calmo no primeiro dia. No dia seguinte, vai explodir novamente.

O que precisamos fazer é dobrar a atenção para o que nos torna vulneráveis. É conhecer suas fraquezas. Quando conhecemos nossas fraquezas, estamos prontos para lidar com elas. Podemos encontrar os antídotos naturais e fabricá-los, em vez de buscar fora o que está dentro de nós.

Restaurar o equilíbrio é uma prática diária.

O que aconteceu conforme acompanhava a evolução da Célia e do André foi a prova de que eu precisava para que atestasse a eficácia dos métodos que tanto defendo. Os dois se tornaram protagonistas de suas próprias vidas. Os dois se engajaram conscientemente na tarefa de fazer, dia após dia, o tratamento: repetir, meditar e amar!

Repetiam novos hábitos para que se incorporassem no *novo ser em repetição*. Meditar e amar viraram parte da rotina de todas as formas possíveis. E, quando se deram conta, alguns meses depois, já não se viam como reféns dos estímulos externos. Célia estava feliz da vida, em processo de retirada dos remédios que tanto a faziam passar mal e com seu marido cada vez mais seguro com a nova Célia.

Contos de fadas modernos podem ser construídos com pessoas reais, vítimas de situações difíceis e sofrimentos intensos. Histórias de vida são o retrato disso. E meu consultório, cada dia mais, torna-se um laboratório de vivências onde faço todos os pacientes resgatarem o autocontrole real: não apenas das emoções, mas de sua própria vida.

8

Por trás da dor, a culpa

– Eu nunca fui feliz.

Fiquei observando seus olhos azuis e tristes. Era uma mulher daquelas que vemos nas revistas, cheia de estilo, bem-vestida. Quem a visse passeando num shopping jamais imaginaria ouvir aquela frase saindo de sua boca.

Louise tinha 49 anos. Para uma mulher daquela idade, constatar que nunca fora feliz em sua vida era algo demasiadamente triste. Ela parecia convicta de sua afirmação.

Casada, com três filhos, advogada atuante no interior de São Paulo, ela queixou-se também de apatia constante. E dizia, sobretudo, que sua vida parecia sem graça.

Quando afirmou isso, disse:

– Eu deveria ter vindo aqui há uns 30 anos.

Já tinha recebido muitos pacientes como ela. Pessoas que, de tanta apatia, não sofrem mais com oscilações de humor. Acordam e dormem praticamente do mesmo jeito: inertes!

Louise sentia uma leve depressão que parecia não ter fim.

O diagnóstico – ou melhor, a ponta do iceberg – era uma distimia. Esse estado depressivo engana. Louise não tinha um histórico depressivo severo que a impossibilitasse de trabalhar, mas vivia numa normalidade e num estado de felicidade pouco mais rebaixado que o normal. Era mais melancólica do que o habitual, e sua capacidade de sentir prazer na vida estava reduzida.

Só que nem sempre o diagnóstico de distimia é preciso, porque esporadicamente passamos por períodos de tristeza. E muita gente confunde tristeza com depressão.

Veja bem. A tristeza esporádica não tem problema. O que preocupa é quando você sente algo todo dia, toda hora, por meses a fio. O distímico vive desse jeito: com uma incapacidade constante de sentir alegria. Então não era algo incapacitante, mas a perturbava e provocava pensamentos de grande tristeza frequentemente.

O que caracterizava a condição de Louise é que ela dizia que se sentia assim na maior parte do tempo, na maior parte dos dias. Era um fenômeno que ocupava muitas horas do seu dia, muitos dias da semana.

Eu costumo dizer que a distimia é muito perversa. Por ser algo leve, a pessoa vai incorporando os sintomas em sua personalidade, na sua forma de ser, acreditando que, de fato, *ela é* daquele jeito. Começa a se caracterizar pelos sintomas. Depois de anos, ela nem sabe mais quem é. Acredita que aquele jeito de não se importar mais com nada faz parte de seu temperamento e comportamento.

No entanto, nem todo diagnóstico traz a raiz do problema. Muitos sintomas escondem causas bem mais profundas, e meu trabalho de investigação com cada paciente faz com que eu chegue às conclusões que trago neste livro.

A história da Louise começou quando ainda era adolescente e via seu pai trabalhando como advogado. Dono de um reconhecido escritório de advocacia, ele era aclamado na cidade por sua boa conduta e ética. Desde pequena, quando o via fazer o nó da gravata com perfeição, ouvia-o dizer: "Filha, meu sonho é que você seja uma advogada de sucesso, que tenha dinheiro para comprar sua casa, viajar e viver bem. Que tenha uma família bonita, cheia de filhos".

Diante de mim, à medida que falava, tornava-se cada vez mais cabisbaixa, reflexiva e distante. Dizia quase sussurrando:

– Minha mãe era muito religiosa, e íamos todos juntos à missa. Meu pai tinha *status* de homem respeitado ali, éramos vistos como uma família perfeita, sabe?

Cresceu com pais que materializavam a ideia da família perfeita. Você deve conhecer pessoas assim. Um pai ético, generoso, que cuidava da família e de toda a parte financeira, propiciando momentos especiais. Ao mesmo tempo, a mãe sempre a norteava para que fosse uma menina educada, com bons princípios e valores, mas também a castrava de suas vontades, fazendo com que controlasse alguns impulsos e desejos, em nome de ser uma garota boazinha, que não dava preocupações.

Para se enquadrar no que eles idealizavam como uma mulher perfeita, foi crescendo sem dar vazão às suas ideias, sentimentos e vontades. Seguiu um roteiro preestabelecido por seus pais.

Casou-se, passou no vestibular, ingressando na faculdade de direito, mas ao mesmo tempo descobriu uma gestação, o que interrompeu o curso da sua vida profissional. Teve o primeiro filho justo no início da faculdade.

– Foram tempos difíceis... eu precisava cuidar da casa, do marido, estudar. Eram tantas exigências que eu nem sabia para onde olhar!

Mas abriu um leve sorriso dizendo que via seu pai satisfeito em vê-la seguir a carreira dele e, nos olhos da filha, a satisfação pela maternidade. Mesmo assim, sentia-se dividida.

Dois anos depois, teve o segundo filho, começou a estagiar em um escritório de advocacia e, logo que se formou, veio a terceira criança.

Seu semblante atormentado se mostrou:

– Eu não sou feliz, porque tenho a sensação de que poderia ter feito mais do que fiz. Deveria ter sido uma mãe melhor... – suspirou e continuou com o olhar vagando no horizonte. – Mas eu tinha tantos compromissos... ficava ansiosa e triste com isso. Eu sempre olhava ao redor e imaginava se era aquela a vida que tinha escolhido ou se era a vida que tinham escolhido para mim.

Como observador do comportamento humano, uma das coisas que mais me trazem a sensação de satisfação é quando o paciente por si só começa a ter os insights. Ela mesma conectava os pontos e encontrava as respostas.

Louise começou a rever sua trajetória como num filme, em retrospectiva, e perceber que tinha levado uma vida que fora escolhida para ela. E aquilo causava uma crise existencial tremenda.

Aquilo que ela chamava de depressão ou infelicidade constante eram sintomas de uma profunda crise existencial.

– Você não teve a vida que queria. Não desenvolveu uma depressão grave, mas desenvolveu esta distimia que está carregando há anos. Há quanto tempo não sente uma alegria e um prazer intensos?

Ela não lembrava quando tinha sido a última vez. Dizia que seus dias eram sem graça. Fazia tudo por obrigação. Fazia porque tinha que fazer. Louise precisava de terapia. Precisava reconhecer que tinha sintomas de um severo sentimento de culpa. Precisava se libertar, mudar a matriz dos pensamentos e dos sentimentos. Precisava de um tratamento multidisciplinar para reconhecer a si mesma novamente.

Ela precisava de coragem!

Eu sabia que meses depois ela voltaria e diria que tinha se reencontrado consigo mesma, assim como um paciente com o mesmo diagnóstico que entrara com a mesma queixa no meu consultório.

153

A resposta que ele me deu, depois de alguns meses de tratamento, foi surpreendente para mim:

– Doutor, eu estou feliz e triste ao mesmo tempo.

Tentei entender e ele continuou:

– Eu estou feliz porque nunca senti isso na minha vida. Eu me sinto muito bem!

– E por que está triste? – perguntei.

– Porque não me conheço. Nos últimos anos eu achava que eu era aquilo. Na verdade, não sei quem eu sou. O homem que vivia nessa carne aqui era um doente e eu achava que eu era assim.

Pode parecer absurdo, mas é real. Muita gente vive a vida desse jeito: infeliz porque nunca conseguiu ser o que verdadeiramente é. Gente que sempre fez o que "deveria" ser feito. Ou o que achava que deveria fazer.

Mas a conta chega. E ela é alta.

Eu quero ensinar uma coisa para você. Se utiliza muito o verbo "eu deveria", você é provavelmente muito infeliz. Vive uma vida carregada pela culpa.

Talvez você já tenha sentido a culpa bater à sua porta. Pode perceber: quando o indivíduo solta o *deveria* no meio da frase, é porque carrega a culpa por algo que acredita que poderia ter feito. E aquela culpa corrói a vida da pessoa de tal forma que o dia a dia dela fica girando em torno de algo que ela nem sabe o que aflige.

Todas as escolhas da Louise, desde a adolescência até a idade adulta, traziam um sentimento de culpa.

Ela se culpava por todas as escolhas e decisões. E isso a deprimia todos os dias.

– Eu não fiz nada do que deveria fazer – dizia ela.

Durante a infância, não tinha maturidade para fazer escolhas. Na adolescência, não teve maturidade para fazer escolhas. Na fase adulta, não teve coragem para fazer escolhas. Seguiu as escolhas de seus pais por espelhamento. Tinha sido formada para ser advogada, casar-se, ter filhos, cuidar da família e ter sucesso financeiro. Ser a mulher e a mãe perfeitas aos olhos de seus pais.

Seu pai tinha o sonho de que ela fosse uma mulher bem-sucedida. Ele colocava seus sonhos na cabeça dela. A verdade é que ninguém pode julgar as nossas escolhas. No entanto, o tempo todo, desde que começamos a fazê-las, as pessoas sentem-se no direito de escolher por nós, de dizer o que temos que fazer, de criar um caminho. Os pais são peritos em construir caminhos ideais para a vida dos filhos.

Todos deveriam fazer a si mesmos a seguinte pergunta: *será que seguir o caminho que meus pais acham ser o certo ou o melhor é o que vai me fazer feliz?* Claro que eles desejam o melhor para seus filhos. Mas eles *acham* que é melhor. Os pais têm que ser fios condutores e potencializadores das aptidões e dons de seus filhos.

A primeira coisa que devemos entender é que o fenômeno da culpa pode nos arrastar para uma depressão.

Não é à toa que vivemos uma pandemia de distúrbios emocionais e físicos. Dores inexplicáveis, ansiedade, fibromialgia, insônias, doenças autoimunes. E de onde vem tudo isso? Uma das raízes está no fato de as pessoas carregarem diversas culpas pela vida toda. A outra é a carência.

E não são apenas essas doenças inexplicáveis que muitas vezes surgem como sintoma de uma culpa que persiste. Outros quadros que você nem imagina podem estar relacionados a essa carga invisível. É o que veremos no exemplo a seguir.

Edgar tinha entrado no meu consultório com sua jaqueta de couro impecável. Ruivo, tinha aspecto de um homem bem cuidado. Antes de sentar, observou pela janela se sua motocicleta estava atrapalhando o estacionamento e me perguntou se aquele local era adequado para estacionar motos.

Percebi que era preocupado em não incomodar. Avisei que estava ótimo, e pude perceber que também existia um amor por aquela Harley-Davidson em sua expressão. Mais que cuidado.

Ele tinha sido encaminhado ao meu consultório por um urologista.

Sua queixa principal era que não conseguia ter relações sexuais. Só fazia sexo quando estava medicado para estimular a ereção e a libido.

Tinha feito exames para investigar se as causas eram orgânicas, mas não tinha qualquer problema de saúde. Sendo assim, o colega suspeitou que as queixas sexuais poderiam ser de fundo psicológico e o encaminhou para um tratamento adequado.

– O médico disse que deve ser de fundo emocional essa minha dificuldade.

Como em todos os casos, eu me perguntei: o que será que está por trás das dificuldades sexuais dele? É comum que problemas de ereção estejam ligados a fatores mais profundos da vida do indivíduo. Com alguns minutos de conversa percebi que Edgar sofria de ansiedade antecipatória.

Para você entender melhor o que estou contando, vamos supor que, certa noite, uma pessoa não durma bem. Que ela tenha recebido uma notícia ruim e perdido o sono. Na noite seguinte, não dorme novamente. Na terceira, a história se repete. E quando percebe já são dez dias sem dormir.

No décimo primeiro dia, ela começa a sofrer já no entardecer: está anoitecendo e não vou dormir de novo.

Isso é o que nós chamamos de ansiedade antecipatória. Ela chega antes mesmo do problema. Às vezes o problema original causador do desconforto nem existe mais. A pessoa passa a desenvolver uma aversão ao momento estressante, que, nesse caso, é o período que antecede o sono.

Transportando isso ao problema de ereção: um homem pode ter tido uma dificuldade de ereção num dia. E, por conta disso, em um segundo momento, logo que começam as preliminares, ele se recorda do dia em que isso aconteceu. E aquele fato o perturba de tal forma que ele mal consegue começar uma relação sexual. É frequente que isso aconteça, mas, ainda assim, é um problema que está na superfície.

Então, no caso do Edgar, qual seria a raiz de sua ansiedade e do seu problema de ereção?

Conforme ele começou a se sentir mais confortável no consultório, contou sua história. Sentia que não tinha um desempenho sexual legal fazia muito tempo. Desde muito cedo usava remédio para conseguir ter relações sexuais.

Começamos a investigar a origem de tudo aquilo.

Ele não tinha remuneração fixa, trabalhava com investimentos e tivera um divórcio conturbado depois de um episódio traumático em sua vida. Sua esposa tinha engravidado logo depois que eles se casaram e a gravidez trouxe complicações de saúde a ela.

Como ele trabalhava muito, não tinha tempo de acompanhá-la no pré-natal. Mas o médico alertou que ela precisava de repouso.

Certa noite, depois de discutirem, ela sentiu dores e teve um sangramento. Perdeu o bebê logo que chegaram ao hospital. Estava com pouco mais de quatro meses de gestação. O médico tinha explicado que aquele era um evento comum e enfatizado que eles poderiam tentar engravidar novamente depois de alguns meses, mas em todas as conversas, principalmente quando brigavam, ela insistia que a culpa era dele.

– Eu fui conversar com o médico para saber se podia ter sido culpa minha. Ele disse que isso acontecia, que muitas mulheres tinham abortos espontâneos. Perguntei se o fato de termos discutido poderia ter desencadeado algo, se ela tinha ficado nervosa. Mesmo ele assegurando que ela estava tomando a medicação adequada, eu me senti culpado, porque sempre que a gente discutia ela trazia o assunto à tona. Ela me culpou por aquilo e eu carreguei a culpa.

Parou de falar por alguns segundos e continuou:

– Mas depois... o que aconteceu eu não sei se foi efeito disso tudo. Vi que não era exatamente ao lado dela que queria estar. Eu não estava feliz, mas fui levando o casamento adiante porque me sentia culpado pela infelicidade dela e não queria terminar. Só que a nossa vida a dois foi ficando cada vez pior. Eu não conseguia mais ter relações com ela. E o fato é que eu acabei me envolvendo com uma mulher do trabalho e tivemos um caso. Ela descobriu, foi um escândalo, e então nos separamos. Eu arruinei a vida dela de todas as formas.

Conforme eu fazia anotações sobre o caso, perguntei quando aquilo tudo tinha acontecido. Ele disse que deveria ter por volta de 21 anos.

Estava com 41.

– Depois que vocês se separaram, você teve outro relacionamento sério?

Foi então que ele disse que, após a separação, não conseguia envolver-se com nenhuma outra mulher. Tinha casos rápidos, mas sempre sentia medo de ir adiante porque achava que poderia machucá-las. Tomou medicação para conseguir ter relações sexuais, porque frequentemente tinha problemas de ereção.

– Não sei explicar. Talvez tenha algo a ver com o medo de eu engravidar uma mulher novamente. Meu inconsciente é capaz de fazer isso? Fico imaginando se eu tivesse dado mais atenção a ela. Se, na época da gravidez, tivesse sido mais atencioso. Eu deveria ter parado de trabalhar, ter ficado ao lado dela naquele momento difícil, mas acho que compliquei o que já estava ruim. Não sei. A verdade é que a minha vida não parece andar direito desde então. Eu tenho prestígio no trabalho. É o que sei fazer direito, me dedico muito a isso. Mas não consigo me relacionar com ninguém.

Ele carregava consigo a culpa do aborto da ex-esposa e a culpa por ter destruído o casamento após a traição. Era tanta culpa que nem cabia dentro dele.

A verdade é que ele sentia pavor de ter relação sexual e precisava desconstruir isso. Precisava entender de onde vinha tanta tensão relacionada ao sexo. Para ele, qualquer ato sexual tinha o potencial de causar todo o sofrimento que tinha ficado registrado em seu inconsciente. Aquilo gerava a insegurança e a ansiedade.

– O seu problema de ereção é a ponta do iceberg, Edgar. Como era o relacionamento dos seus pais? – perguntei a ele, a fim de saber um pouco mais sobre suas referências.

Ele contou que era filho único. Seus pais eram extremamente amorosos e permaneceram casados. Mas a relação com ambos tinha ficado estremecida logo após a separação.

– O sonho deles era ter um netinho – disse, cabisbaixo. – E eles a adoravam... era filha de um casal de amigos. Crescemos juntos. Só que parece que meus pais acabaram ficando ao lado dela depois que tudo isso aconteceu. Eu acabei me afastando deles.

Compreender o sentimento de culpa, de onde ele se origina e como ele começa, é o princípio de uma cura, já que é a raiz de grande parte do sofrimento humano e nos maltrata tanto.

Mas como nasce essa culpa no ser humano?

Como arrancar a raiz desse sofrimento? Como exorcizar o fantasma da culpa que assombra tantas pessoas, desencadeando problemas como ansiedade, depressão, doenças e disfunções?

A resposta? Encurtando o caminho entre o que somos e o que achamos que *deveríamos* ser.

9

Eu ideal *versus* eu real

– Sabe, Edgar, existe um eu dentro de você que se chama eu ideal. Esse eu ideal é formado ao longo da nossa vida, principalmente na infância e na adolescência. E as primeiras influências da sua vida são seu pai e sua mãe.

Expliquei a ele que, a partir dos conceitos próprios dos pais, vai se formando nos filhos a imagem do ser humano ideal. Assim como os conceitos e valores que passamos a ter como ideais para nossa vida. É assim que vai sendo construído o eu ideal. Todos nós temos.

Edgar tinha sido criado por pais superprotetores e zelosos, que queriam um pequeno príncipe. Mas ele não era esse pequeno príncipe. Talvez nem o casamento tenha sido sua escolha.

– Eu não me sentia pronto para me casar, mas me senti forçado a fazer isso porque a pressão era enorme. Principalmente da família dela. Meus pais também, muito religiosos, não viam sentido na minha ideia de morarmos juntos sem o casamento. Eu me casei mais para satisfazer a vontade deles do que a minha.

Edgar tinha criado um ideal de família que não era exatamente aquele no qual ele acreditava. O conflito gerado pelo eu ideal e pelo eu real é a raiz do sentimento de culpa, um dos grandes pilares do sofrimento humano. Não somos perfeitos. Mas vivemos buscando mostrar o eu ideal para a sociedade: o comportamento perfeito, a profissão perfeita, o casamento

161

perfeito, a família perfeita. Os ideais são tantos que muitos nem sabem mais se achar na enrascada em que se encontram.

E a sociedade nos faz acreditar que precisamos colocar a régua cada vez mais alta. Que precisamos atingir os ideais de perfeição. Mas a libertação é aceitar o real, e esse é o caminho da paz interior. A receita da autoestima e da segurança.

Ao longo das consultas, Edgar foi entendendo que o sentimento de culpa tinha sido uma das ferramentas mais poderosas de domínio psicológico que sua ex-esposa havia utilizado. Ela fizera com que Edgar se sentisse culpado, e isso fazia bem a ela. Era como se fosse o preço que ele precisava pagar pelo sofrimento dela.

Tanto no caso do Edgar quanto no da Louise (que conhecemos no capítulo anterior), trabalhamos a questão da culpa. Eles precisavam da *cura* da culpa. E a cura da culpa é mais simples do que parece: temos que pegar tudo que foi construído dentro de nós como ideal e desconstruir. Diminuir as exigências. Você precisa amar seu eu real e não viver em busca de algo inatingível.

No caso da Louise, o manto da santidade da mulher ideal estava arraigado desde a infância. Ela achava que a mãe ideal era aquela que se dedicava aos filhos 24 horas. Nas primeiras semanas, trabalhamos para que ela percebesse que precisava viver para si e para os filhos.

– Quando você escolheu ser mãe, não perdeu a sua identidade – afirmei.

Um dos princípios para aceitarmos a nós mesmos como somos é reduzir o nível de exigência daquilo que aprendemos.

A culpa que sentiam Edgar e Louise era a de não serem perfeitos como seus pais acreditavam que deveriam ser. Viviam massacrando a si mesmos sobre o que *deveriam* ter feito.

Edgar, além de carregar a culpa por não ter sido mais presente na gestação da ex-esposa, ainda carregava a culpa de ter destruído o casamento depois de traí-la. E mais adiante, já separados, a ex-esposa fez uma pergunta que ele nunca mais esqueceu: se ele havia continuado com ela por amor ou por pena depois que ela perdeu a criança.

Ele simplesmente não sabia responder. Sentia culpa pelo aborto. E mais culpa ainda por sentir obrigação de estar com ela. E pela situação que se desenrolou a partir de então.

O *deveria* é exatamente a distância entre o eu ideal e o eu real. As pessoas sofrem por não conseguirem atingir o ideal que projetaram em suas idealizações de perfeição. Quanto maior essa distância, maior a culpa. Porque você vai sempre se achar um fracasso.

A nossa busca deve ser por aquilo que nascemos para ser. Só assim é possível ter paz. A humanidade se tortura constantemente por fazer o que não queria fazer.

Alguns já me perguntaram se não deveriam se esforçar para serem melhores. Que aceitar o eu real é ficar acomodado com nossos defeitos. Outros dizem que temos sim que nos esforçar para evoluirmos como seres humanos.

Eu digo sempre o seguinte:

– Você quer melhorar para si, para ser um humano mais resiliente, tolerante, flexível, pensante, amável e que perdoa? Ou quer ser melhor para mostrar ao mundo sua evolução? Para mostrar ao mundo que você foi capaz de ser e conquistar o que todo mundo quer ser e ter? Onde estiver sua motivação é onde seu coração estará.

Seu conceito de eu ideal foi desenvolvido pela sociedade. Seu eu real é você. E, se você for guiado pelo eu ideal e não pelo real, vai levar toda uma vida tentando e não conseguindo ser

163

feliz. Seja paciente consigo mesmo e pare de cair nas armadilhas do sentimento de culpa.

Parece simples, mas essas armadilhas se tornam prisões das quais muitos não conseguem sair. As pessoas se sentem realizadas quando têm a percepção de que estão dando o melhor de si, daquilo que são de verdade, do eu real. Isso pode acontecer num ambiente de trabalho, num relacionamento, no dia a dia.

Se, por um lado, tenho que diminuir as exigências do meu ideal, por outro, eu vou amadurecer o meu real. Porque a busca pelo melhor é a busca pelos valores e princípios humanos. E não do ideal e perfeito.

Precisamos ser melhores, mas não perfeitos de acordo com o conceito de perfeição aprendido na sociedade. Para o amadurecimento do ser humano, precisamos equilibrar nosso conceito de real e ideal.

No caso da Louise, ela começou a trabalhar a rigidez e as suas exigências do eu ideal. Entendeu que existiam coisas que traziam mais peso do que paz. E decidiu encurtar a distância entre o que era e o que gostaria que fosse. Passou a entender, através da terapia, como era distante aquilo que vivia daquilo que pensava. Tornou-se mais paciente consigo mesma. Na última consulta que teve comigo, disse:

– Doutor, tomei uma decisão muito importante na minha vida: fechei meu escritório de advocacia! Parece que tirei uma tonelada das minhas costas! Agora vou pensar no que gosto de fazer. Só então vou me dedicar a uma nova profissão. Muitos estão me chamando de irresponsável, por abandonar uma carreira de sucesso. Mas nunca me senti tão aliviada como estou agora. Lembra que a primeira frase que eu falei aqui, em seu consultório, foi: "Eu nunca fui feliz"? Então... pela primeira vez posso falar que senti a felicidade.

Já o Edgar começou a entender a origem das suas dificuldades sexuais. Percebeu que tinha carregado uma mala pesada durante muito tempo e que não era justo consigo mesmo ao não se perdoar. A cura dele passava pelo autoperdão.

10

Para todo veneno, um antídoto

Há problemas que estão no fundo da alma das pessoas e que, se forem deixados debaixo do tapete, podem virar quadros de sofrimento e doenças psíquicas. Ser psiquiatra me possibilita desvendar esses problemas que não são diagnosticados através de exames.

Não tenho o exame que detecta a diabete ou o raio-X do ortopedista. Meu raio-X são as próprias palavras do paciente. Por isso costumo dizer que, das áreas médicas, a psiquiatria é a que mais está ligada às ciências humanas. No entanto, a psiquiatria, hoje, resume-se a um conjunto de sintomas e queixas dos pacientes. Muitos médicos procuram apenas os diagnósticos – ou melhor, enquadrar pacientes dentro de um diagnóstico específico.

Se cabe um diagnóstico, ele acredita que aprendeu direitinho o que foi ensinado na faculdade de medicina e prescreve um medicamento para aliviar os sintomas. Por isso este livro traz a premissa de que precisamos sempre ir além dos diagnósticos.

Tratar apenas os sintomas e os problemas das pessoas não faz com que conheçamos a razão por trás das queixas dos pacientes. Não podemos anestesiar dores e ignorar a causa. Precisamos entender o porquê. O que está por trás? Qual é o veneno que te intoxicou? Quais são as verdades que há muito tempo são desconhecidas pelos pacientes?

166

Dessa forma, fica mais simples encontrar o antídoto. E acredite: ele sempre está disponível – e não é nas prateleiras das farmácias.

Sempre me interessei pelo que estava por trás do comportamento humano, e os assuntos que abordo em meu consultório são os que me trarão pistas para enxergar mais do que apenas os sintomas do paciente, que está ali diante de mim, buscando se sentir bem consigo mesmo.

Já vi pessoas com todo tipo de queixas – desde irritabilidade no dia a dia a crises de pânico intensas – sendo medicadas sem que o profissional responsável pela receita questionasse o porquê do quadro.

É necessário que se faça um processo investigativo na vida do paciente. E não apenas preocupar-se com uma queixa isolada. Isso é ser antitarja preta.

E por que estou dizendo isso? Porque eu quero que você se liberte de uma vez por todas das suas queixas e tenha plenitude em relação à sua saúde mental. Você só conseguirá isso quando se aprofundar nas suas águas.

Quando Joana entrou no meu consultório pela primeira vez, era evidente que ela não desfrutava de uma saúde mental plena. Pelo contrário: tomava quatro medicamentos diferentes ao mesmo tempo. Um para dormir, um para acalmar e dois tipos de antidepressivo.

Tinha sido diagnosticada com depressão profunda por um profissional e chegou ali contando sobre seu histórico de vida.

Começou pelo fim. Mas o fim dizia muito sobre tudo.

– Eu sou separada. Meu ex-marido terminou comigo assim, do nada, numa manhã de domingo antes de as crianças acordarem. Eu passava o café, a gente ouvia uma música e ele ficou ali

167

parado me encarando, antes de soltar a bomba de que queria se separar. Você consegue imaginar isso?

Fiquei observando cada linha de expressão no rosto dela. A intensidade das palavras. Seu olhar deixando faíscas saírem como se fosse explodir por dentro. Parecia que aquilo tinha acontecido na semana anterior.

– Quando foi isso, Joana?

E então, ela olhou para o lado, como se estivesse fazendo contas.

– Acho que estamos separados há uns quatro anos.

Fiquei esperando que Joana continuasse. Parecia ainda sentir a mesma raiva que aquele episódio tinha gerado, dia após dia, na mesma intensidade. E, quatro anos depois, a raiva tinha virado mágoa. Joana não conseguia passar um dia sequer sem sentir novamente aquela dor.

Ela guardava aquilo e revivia a mesma cena dia após dia. Semana após semana.

– Durante quanto tempo foram casados? – perguntei, para que ela contasse um pouco do histórico.

Contou que ficaram juntos por seis anos. O suficiente para que tivessem dois filhos juntos.

– E engordasse dez quilos – salientou ela. Disse que os dois tinham se descuidado depois que as crianças nasceram.

O fato é que, após o baque da separação inesperada, Joana começou a buscar razões para aquilo ter acontecido. Não conseguia entender onde tinha errado. E ficou remoendo o passado, acreditando que não tinha investido tempo suficiente na relação.

– Eu vi que era isso. Eu me descuidei, trabalhei demais, deixei ele em segundo plano. Não me perdoo por não ter dedicado mais tempo para a família. Hoje, sozinha com as crianças,

168

eu vejo claramente que poderia ter cuidado mais da relação, sabe?

Ficou alguns minutos relembrando cenas que confirmavam em sua mente a sua crença de que o casamento não tinha dado certo por aquelas razões, até fixar seu olhar num ponto qualquer e respirar fundo.

– Só que seis meses depois da separação ele já estava namorando. Você acredita nisso? Você acha? Seis meses? A cama nem tinha esfriado. Eu li que o ideal entre o fim de um casamento e outra relação é, no mínimo, dois anos. O senhor vai concordar comigo que das duas uma: ou ele queria me esquecer porque não conseguia ficar sozinho, ou já estava com ela quando nós ainda éramos casados.

Recuperou o fôlego e continuou:

– E, sabe, é inadmissível que um homem como ele, com dois filhos, fique saindo com uma menina mais nova. O que ele pensa? Comprou uma moto, olha que papelão, começou a postar fotos com ela em lugares caros... sabe, não tem o menor cabimento! Eu então consultei uma advogada. A Ana, que é minha amiga desde o colégio. Ela também achou que eles estavam juntos há mais tempo porque eu vi quando ficaram amigos nas redes sociais. Sabe essas periguetes? Então a advogada me instruiu a entrar com tudo no lance da pensão. Eu fiz em nome dos meus filhos, porque não é justo ele ficar gastando dinheiro com aquela mulherzinha. Me diz se estou errada.

Fiquei em silêncio enquanto Joana continuava destilando seu ódio.

– O pior é que ele a apresentou para as crianças. Que tipo de homem faz isso com a cabeça das crianças? Que tipo de imbecil faz isso? Deu nó, né? Eu não pensei duas vezes! Impedi as crianças de saírem com ele. Imagina... ficar saindo com aquela

169

mulher? Não fazia o menor sentido. Ele achava o quê? Que as crianças iam aceitar ela como mãe?

Ficou durante um tempo comentando sobre o ódio que a dominava quando pensava nos dois juntos e principalmente quando imaginava "a família feliz" com outra mãe. Foi nesse período que Joana começou a sentir uma fúria mortal de tudo. Do ex-marido, da namorada dele, e também da sogra e do sogro, que ela achava que encobriram a relação, e o mais desafiador: dos próprios filhos.

– Eu olhava pra eles felizes voltando do passeio com aquela mulher e tinha muita raiva. Dava vontade de matar todo mundo. Dava vontade de... sei lá. Só que, em determinado momento, eu comecei a sentir mais raiva que o normal. Era como se eu tivesse tomado um veneno mesmo. Meu corpo todo doía de raiva. Quando eu vi, eu estava dizendo para as crianças que o pai deles era horrível, que aquela mulher não prestava. Eu estava cheia de ódio. Eu não conseguia controlar. Ficava oscilando entre a raiva que tinha dos dois e a raiva que sentia por meus filhos, que gostavam de sair com eles.

Nesse contexto, Joana foi adoecendo e entrou em um quadro de depressão profunda. E pode ter certeza de que pessoas que vivem à base da mágoa, do ressentimento e do ódio sempre estarão suscetíveis a isso. São pessoas que, muitas vezes, acreditam que deveriam ter feito algo de diferente. E que não conseguem lidar com a realidade ou com o que o outro fez.

O fato é que, além de machucar a si mesma, Joana trazia as crianças para aquele jogo. E o resultado disso só seria visto anos depois nas salas de terapia onde essas crianças enfrentariam seu passado.

Como eu sei disso? Eu atendo muitos pacientes intoxicados pela raiva de seus pais. Pessoas que crescem num contexto familiar doentio, que entram na briga entre pai e mãe, incorporando o discurso dos pais que alimentam a discórdia.

A Patrícia era uma das pacientes que tinham vivido essa dinâmica familiar.

Seus pais se separaram quando ela ainda era criança, e Patrícia amargurou a ausência paterna até a idade adulta. Sua queixa principal, quando chegou ao consultório, não era exatamente essa. Ela achava que precisava de remédio para curar a tristeza e a raiva que tinha alimentado pelo pai por tantos anos. Para Patrícia, o que mais a incomodava era a irritabilidade.

Não conseguia mais suportar aquela dor. E fisicamente já sentia os efeitos em seu corpo: eram dores inexplicáveis, e, sempre que ela ia procurar a causa, não havia nenhuma razão aparente.

Contou sobre sua vida em pequenas pílulas. Tinha crescido com a mãe. Era sua grande amiga. A mãe tinha sido abandonada pelo pai, e isso provocava nela um sentimento de que deveria se vingar dele. Desde a infância, Patrícia não conseguia ouvir o nome dele. Era um misto de raiva com vontade de conviver com ele. Mas, como a mãe sempre dizia cobras e lagartos sobre o pai, ela desistia daquela convivência. Imaginava que ele era um monstro perverso e sem coração.

As poucas vezes que pensou em reconciliar-se com ele ou procurá-lo, ouvia sua mãe gritando dentro de sua cabeça:

– O que ele fez com a gente não é justo!

A mãe sempre fazia questão de apontar que ele tinha ferido ambas. Quando, na verdade, o homem havia se separado apenas da mãe, e não pretendia se separar da filha. Mas a mãe tinha impossibilitado o convívio. De tanto que depreciava sua imagem.

171

A tal lei da alienação parental ainda nem existia quando Patrícia era criança. E ela nem conseguia identificar que aquilo que a sua mãe fazia era, no mínimo, injusto. Imputando raiva em seu DNA, sempre levando a menina contra o pai.

Claro que não foi na primeira consulta que Patrícia percebeu isso. Ela demorou a chegar no emaranhado de sua vida. E até mesmo para contar como se sentia em relação a tudo aquilo.

– É complexo, sabe? Eu sempre amei minha mãe e sempre idolatrei todo o esforço que ela fez para me criar sozinha. Eu não achava justo meu pai ter saído de casa com outra mulher. Eu nunca o deixei se reaproximar, confesso. Mas eu tinha tanta raiva dele. Achava que, se ficasse perto dele, estaria traindo minha mãe. Então nunca tive saída.

Às vezes, quando se lembrava dos episódios, desatava a chorar.

– Ele também não ajudou muito, mas eu toquei minha vida. Nunca dependi dele nem de ninguém. Nem quero depender de homem nenhum. Me tornei a mulher independente que sou porque precisei ser assim. Minha mãe sofreu muito. Eu não quero jogar todas as minhas expectativas em outra pessoa.

E, conforme ia contando como se sentia, começava a coçar os braços e pescoço.

– É estranho... Essa coceira sempre aparece quando fico nervosa. Quando eu começo a falar de coisas que me incomodam. Não sei se é coincidência.

Suas queixas sempre variavam, e ela pouco a pouco trazia para a sala outros elementos. Não queria se relacionar com ninguém, tinha desenvolvido alergias inexplicáveis e dizia que sentia um negócio dentro do peito, mas tinha feito exame para saber se tinha problemas no coração, e não tinha.

– O que pode ser? Como eu me livro disso? Eu não aguento mais viver assim. Com essa sensação esquisita. Me falta o ar quando eu penso nisso. Fico nervosa. Meu estado normal é sempre irritada. Falo nele e me dá essa sensação. Eu não sei se deveria estar num terapeuta ou aqui. Mas na terapia que fiz fui obrigada a falar exaustivamente dele e fiquei ainda pior. Foi horrível. Fiquei uma semana pensando que eu não deveria ter desenterrado aquele assunto. Mas não posso morrer com isso. Eu quero ajuda. Não sei de que tipo de ajuda preciso. Nem sei se é caso para estar aqui com o senhor. Mas isso dói, e é uma dor quase física... na verdade, às vezes é física mesmo.

A Patrícia que eu via ali só queria uma coisa: paz.

E como ter paz sem perdão? Como deitar a cabeça no travesseiro tranquilamente quando carregamos esse fardo pesado que fica ali incomodando, que não nos deixa viver em paz?

Tanto ela quanto Joana tinham mais do que irritação. Tinham ódios que iam e vinham. A Joana primeiramente tinha raiva de si mesma porque durante algum tempo tinha se massacrado, acreditando que era a culpada pelo término do casamento. Depois disso, tinha se revoltado com o fato de o ex-marido tocar a própria vida. Como se ele não tivesse esse direito, ou como se ele precisasse esperar pelo tempo que ela considerava ideal para que se relacionasse com outra pessoa.

No caso da Patrícia, ela vivia oscilando entre a mágoa, o ressentimento e o ódio. E ficava em conflito, porque queria ser leal à sua mãe e ao mesmo tempo não conseguia se libertar da raiva que a mãe tinha feito ela sentir pelo próprio pai.

Tinha, sim, seus motivos. Ver o pai saindo de casa foi difícil, mas a situação tinha ficado infinitamente pior com o peso que sua mãe colocava nas palavras e na relação. Ela o pintava como um monstro inescrupuloso, fazendo com que a própria Patrícia apagasse as poucas memórias boas que tinha do convívio com seu pai.

Ambas precisavam entender que o ódio era uma energia contrária ao perdão.

Era preciso diminuir a energia da raiva para que o perdão viesse. Essas duas energias não podem conviver juntas.

– Joana, se eu te disser que eu tenho o antídoto para esse veneno, você acreditaria?

Ela fez uma expressão curiosa franzindo a testa, desconfiada.

– O perdão.

Ficamos em silêncio e eu continuei:

– Você continua acreditando que poderia ter feito diferente. E, quando eu falo de perdão, quero dizer que temos que começar primeiro com nós mesmos. Muitas pessoas não precisam que outras as machuquem, fazem isso consigo mesmas. Pegam seus chicotes e se chicoteiam, se sacrificam. Simplesmente porque tiveram uma experiência de vida que não foi como achavam que deveria ser.

Expliquei um pouco a ela sobre a libertação que o perdão trazia.

– Eu adoro a etimologia das palavras. A origem delas... isso diz tudo. Ressentimento significa sentir duas vezes. Sentir o tempo inteiro. Você provoca o mesmo sentimento várias e várias vezes. Isso é ressentimento. De tanto sentir a mesma coisa, isso vai se transformando em mágoa, e depois em ódio. Toda vez que você se lembra disso tudo, sente a mesma coisa. Quanto mais negativa for essa emoção, mais sua energia vai sendo corroída.

Ela ficou na defensiva e seu rosto parecia estar prestes a explodir.

– Posso falar uma coisa? Doutor, não me leve a mal, mas acho que só uma profissional mulher compreenderia a minha situação. Eu cometi um erro ao vir aqui. Aliás, dois erros. O primeiro de escolher um homem para me atender. É claro que você ia amenizar a situação. Em segundo lugar, essa coisa de perdão... eu estou tomando QUATRO *FUCKING* REMÉDIOS para o que estou sentindo. Você acha que com um simples ato de perdão eu vou ficar bem? Ah, faça-me o favor!

Desabafou e pareceu aliviada.

– Joana, vocês se separaram há anos. Ele seguiu a vida dele. Sabe a quem essa raiva está fazendo mal? A você. Ele não está nem aí pra sua raiva. Você está adoecendo com ela. A segunda coisa que eu queria dizer é que, se os remédios estivessem dando conta de tudo isso que você está sentindo, você não estaria aqui. É muito mais fácil tomar remédio do que perdoar alguém. Muito mais. O único esforço que você precisa ter é o de lembrar os horários para tomá-los. Mas a dor fica ali, envenenando você. Você continua refazendo mentalmente as mesmas cenas. Você continua destruindo a si mesma. Ele está reconstruindo a vida dele e não há nada que você possa fazer para impedir. Eu estou aqui para te oferecer ajuda. Para tentarmos limpar essa mágoa, essa mancha de sujeira que fica te incomodando por dentro, que não te deixa dormir, que não te deixa sonhar, que não te deixa caminhar e ser feliz.

Fiquei um instante observando-a digerir minhas palavras e continuei.

– Muita gente chega aqui dessa forma. Com tanta mágoa acumulada que não sabe mais viver, nem seguir adiante. Existem muitos psiquiatras que podem te medicar pelo resto da vida para você mascarar essa dor. Você pode até achar que está melhor, que está tudo bem, mas, no fundo, sabe que está infeliz, amargurada, que aquela tristeza permanece ali dentro te machucando.

Começou a chorar. Primeiro eram só algumas lágrimas e depois o choro veio.

– Não estou dizendo que você precisa perdoar pela emoção. Quando agimos pela emoção, os resultados são transitórios, passageiros. Logo em seguida você sentirá tudo novamente. O perdão se dá pela razão, por um novo estado de consciência. Já viu casais que brigam, voltam e na primeira briga retomam o assunto? Isso não é perdão. Eles passam por cima dos problemas feito um rolo compressor. Simplesmente tiveram um perdão emocional. A cura, Joana, ouça bem... A cura para liberar a mágoa com totalidade é o perdão consciente, que vem após um novo estado de consciência.

Ficou em absoluto silêncio e depois sussurrou.

– Eu o odeio. Eu odeio o que ele fez comigo. Eu odeio a forma como ele pega as crianças e vive a vidinha feliz dele. Eu odeio aquela mulher. Eu não consigo perdoar. Não é fácil. Escuta o que eu estou dizendo. Não dá para perdoar um cara desses. Eu só tenho raiva dele.

– Eu entendo. Você está cansada, fatigada, entristecida, consumida pelo ciclo perverso da insônia. Esse ciclo corrói e consome mesmo. Entenda uma coisa: eu não estou dizendo que devemos parar com os remédios. Só estou dizendo que, quando você o perdoar, talvez os comprimidos nem sejam mais necessários. Podemos ajustar a dose, podemos administrar os sintomas, mas a causa está aí, dia após dia, envenenando você por dentro.

Ela recuou. Seu discurso parecia mudar. Muitas vezes o paciente não quer sair daquele ciclo porque tem ganhos secundários quando se sente doente ou com depressão.

– Acho que eu estou mesmo com depressão. A gente não pode ignorar esse fato. Talvez a causa seja essa, como o senhor falou, mas eu preciso tratar essa depressão. Ele foi o responsável por eu estar sofrendo assim.

– Você ganha alguma coisa tendo depressão?

Aquela pergunta parecia ter pego ela de surpresa.

– Como assim?

– Com depressão... ou melhor, com esse diagnóstico, você sente que precisa ser cuidada?

Ela deu um sorriso de lado.

– O senhor é mesmo psiquiatra? Desculpe, mas eu não estou vendo qualquer sentido nessa pergunta. É óbvio que eu não quero estar assim. É óbvio que eu não quero essa vida. Eu quero viver a *minha* vida.

É comum que pessoas movidas pela raiva direcionem essa mesma raiva a quem está pela frente.

– Então vamos em frente. Se você realmente quer viver a sua vida, precisamos trilhar um novo caminho. Os três alicerces da maturidade são o autoconhecimento, a autorresponsabilidade e a autorrealização. Desses três, quero falar da autorresponsabilidade: só você é responsável pela sua vida. Só você é responsável pela paz e pela alegria que quer sentir. Aí você tira o peso dos outros.

Seu semblante parecia mais calmo.

– Tá. Eu ainda não estou decidida a perdoar ninguém. Nem sei se isso é possível, mas sei que está me fazendo mal. É que... eu me sinto presa numa roda. Como se eu não conseguisse sair disso. Tenho raiva, fico deprimida, e depois percebo que não posso tocar minha vida. É injusto o que ele fez.

Perguntei se ele não tinha direito de buscar a felicidade e ela não respondeu.

– Vou reformular a pergunta: se você não estivesse feliz na relação e se separasse, em algum momento conhecesse alguém e resolvesse tentar... você não teria esse direito? Como se sentiria em relação a ele se fosse ele quem estivesse com raiva de você e impedindo as crianças de te verem porque você tinha tocado sua vida?

Colocar as coisas naquela perspectiva pareceu fazê-la ficar mais empática com ele.

– Claro que ele tem o direito de ser feliz. De estar com quem quiser. Sei lá. Só não esfrega na minha cara a família feliz. Não tenta colocar isso na vida dos meus filhos.

– Você acha que ele está prejudicando seus filhos?

Ela fez um sinal afirmativo com a cabeça.

– E impedir que as crianças vejam o pai é saudável para elas? Falar mal do pai é saudável para os seus filhos? O que eles têm a ver com isso tudo? Por que eles não podem ter momentos felizes com ele?

Falando em mãe... A resposta da Patrícia, quando perguntei se sua mãe tinha o direito de impedir que ela visse o pai, foi taxativa e surpreendente:

– Mãe é mãe. Ela pode tudo.

– Inclusive criar dores e sofrimento em você?

Ficou desconcertada. Se deu conta de que a raiva que sentia de seu pai fora provocada pelo discurso inflamado da mãe.

Contei a história da Patrícia para Joana e a da Joana para a Patrícia, para que se permitissem enxergar como é prejudicial os sentimentos de raiva e ódio.

Muitas pessoas entram no consultório buscando apenas um medicamento ou um diagnóstico. Elas não querem a solução, porque muitas vezes isso vai exigir esforço e mudança de vida. Elas querem apenas não sentir. Querem fugir.

As duas sofriam na pele os danos causados pela mágoa, pelo ressentimento. E perdoar era um ato de generosidade que precisavam ter com elas mesmas. As relações conflituosas criam adultos doentes e com sérias limitações. Pessoas que esperam tudo do mundo, e vão vivendo muito frustradas e magoadas. Que esperam que a vida corresponda a todas as suas expectativas.

Mas isso não vai acontecer.

O perdão é a pílula fabricada dentro da sua mente. A pílula que te liberta da angústia mortal. Que limpa suas veias e as faz parar de secretar tanto ressentimento. Que alcaliniza seu sangue, que faz seu coração ficar limpo das manchas, das mágoas. De tudo que faz ele doer tanto que nem bate direito.

– Joana, o perdão é simples, mas não é fácil. Ele precisa ser uma resolução. Uma atitude. Uma decisão. Perdoar não é esquecer. Não é fazer um esforço descomunal para tirar da sua mente uma experiência traumática. Perdoar é entender. Perdoar é aprender. Perdoar é se transformar. Perdoar é não julgar. Perdoar é tolerar. O perdão faz você respirar, dormir, sonhar. Ele joga as coisas para o passado, onde deveriam estar. E te liberta para o futuro. Abre portas. Você ganha ao se conhecer melhor. Ganha ao tomar para si a responsabilidade pelas suas emoções. Ganha ao se realizar.

Ela ficou em silêncio.

– Viver como vítima de todas as histórias, das pessoas que te causaram danos, contando e recontando esses danos para você mesma, é o que vai te destruir aos poucos. É o veneno que entope suas artérias. Que faz sua vida ficar estagnada.

O perdão vai liberar esse fluxo, vai gerar mais vida e fazer tudo crescer ao seu redor.

Já mais relaxada, ela me perguntou, brincando:

– E onde eu compro isso, doutor?

– Não vende na farmácia. Quem fabrica essa solução para grande parte das doenças do corpo e da mente é única e exclusivamente você.

11

A era da burrice

Ao longo de toda a minha trajetória profissional, fui um questionador. Questionava com veemência tudo e todos. Investigava, perguntava, buscava respostas de todas as formas possíveis. E investigar essa avalanche de doenças mentais, que atacam cada vez mais pessoas dia após dia, me fez chegar a conclusões muito sérias a respeito do que está causando tantos transtornos para o ser humano.

Estamos vivendo a Era da Burrice. A Era da Falta de Questionamento. E a Era de Introjetarmos Tudo o que Nos Vendem. A Era da Preguiça Mental.

Recebemos informações descabidas pela tela do celular e replicamos sem ao menos checar a veracidade. Nós nos alimentamos com produtos que nada têm a ver com a comida que nossos ancestrais comiam. Sabemos que nos fazem mal, mas continuamos comendo como se viciados estivéssemos. Nós nos intoxicamos com substâncias que inflamam nosso corpo para satisfazer vontades e enganar o paladar. Estamos sedentários, sentados no sofá, de onde não nos levantamos sequer para trocar a série, ou na cadeira do escritório, esperando chegar o fim do expediente. A ansiedade excessiva está destruindo nossa capacidade de tomar decisões, de fazer escolhas conscientes.

Os pesquisadores da inteligência não estão entendendo por que estamos tendo uma queda generalizada do QI humano.[8] Nas últimas três décadas, acompanhávamos um aumento constante de QI. E hoje a ciência tenta descobrir o que está acontecendo com as pessoas. Na última década, ele só diminuiu. Isso mesmo!

O homem moderno está abdicando de sua condição humana. Isso acaba sendo evidenciado quando vemos indivíduos que não utilizam seu lobo pré-frontal. Jovens sem discernimento algum, comandados única e exclusivamente por seus desejos. Tudo isso aliado aos péssimos hábitos de vida que por si sós são emburrecedores.

Vivemos a pandemia do cortisol elevado e da ansiedade e da consequente redução da massa cinzenta das pessoas. Praticamente metade da população mundial sofre com problemas relacionados ao sono, o que explica por que nossa memória anda tão ruim. Pessoas com 40 anos de idade achando que estão com mal de Alzheimer.

Somos hiperestimulados pelas redes sociais, que consomem nossa energia de forma inútil. Notícias falsas são discutidas, sem o menor cabimento, e vemos sujeitos sem qualquer conteúdo relevante somando doze milhões de seguidores nas redes sociais. A questão não são os doze milhões de seguidores admirando determinados estilos de vida. A questão é o fato de que apenas umas poucas dezenas de pessoas seguem pessoas que têm algo relevante a ser compartilhado, que ouvem o que filósofos, sociólogos, psicólogos, antropólogos e jornalistas têm a dizer. Definitivamente, enquanto sociedade, estamos escolhendo rir a pensar. Como eu

---

8 Szklarz, E; Garattoni, B. A era da burrice. *Superinteressante*, 2018. Disponível em: https://super.abril.com.br/especiais/a-era-da-burrice/. Acesso em: 31 mar. 2021.

já disse, talvez o nome mais apropriado para a Era da Burrice seja a Era da Preguiça Mental.

De fato, estamos vivendo a Era da Burrice. Quando falo de burrice, afirmo que estamos vivendo muito aquém de nosso verdadeiro potencial. É como se fôssemos uma Ferrari andando com o motor de um fusquinha!

Pessoas que na verdade estão sentindo desconfortos emocionais estão indo atrás de remédios para dar conta de uma vida sem propósito, valorizando o que é superficial, em busca apenas do que pode ser divertido, efêmero, raso.

Desde criança, vemos os seres humanos sendo empurrados para esse precipício: são condicionados a fazer o que não gostam, em um modelo escolar ultrapassado em que ninguém descobre a que veio ao mundo. O estímulo? Decorar coisas.

É por isso que vemos uma epidemia de suicídios entre jovens dos 13 aos 20 anos de idade. Nunca na história houve um índice tão alto de suicídios nessa faixa etária em todo o mundo. Muitas pessoas simplesmente não estão encontrando o sentido da vida.

Vejo mães em meu consultório dizendo que as crianças não estão interessadas na escola, e a pergunta que faço a cada uma delas é: "será que o problema é a criança ou é a escola?". Milhares delas tomando anfetamina, a tal droga da obediência, que as mantêm quietas durante os cinquenta minutos de uma aula enfadonha.

E existe uma mania generalizada de os adultos apontarem as crianças como culpadas quando na verdade o método de ensino está ultrapassado e não as estimula, não dialoga com essa nova geração. Por isso, eu pergunto: castrar as nossas crianças de sua criatividade, inquietação e imaginação é a solução para o futuro? Colocar anestésico numa criança para que ela fique cinco horas sentada diante da lousa ou do computador?

Isso é aceitável na sociedade da Era da Burrice.

As crianças não são as culpadas. Os professores não são os culpados. A verdade é que todo o sistema está ultrapassado. Estamos no meio de um ponto de inflexão, de profundas mudanças sociais e culturais.

Será que, no futuro, todos tomarão um anestésico emocional para não sofrer com um ambiente de trabalho tóxico? Para suportar um relacionamento doentio? Será que vamos continuar caminhando com a alma sangrando, anestesiada, sem sentir nada, nem prazer pela vida?

Isso é viver?

Os psicotrópicos, quando usados como anestésicos emocionais, estão funcionando para que nos adaptemos à Era da Burrice. Para que estejamos presos a essa corrida de ratos que não leva a lugar algum. Para que fiquemos confinados e não saibamos refletir com consciência a respeito de nossa própria vida. Para que fiquemos diante da televisão, incapazes de tomar decisões coerentes para manifestar a potencialidade que há em nós. O uso excessivo e indiscriminado de psicotrópicos está impedindo uma verdadeira revolução social pela qual poderíamos estar passando. Eles estão segurando o mundo do jeito que está.

Temos a cada dia mais e mais pessoas vivendo num looping de irresponsabilidade e inconsciência. E isso está nos custando caro como humanidade. Vivemos uma era de absurdos, de vaidades, de vazios, de superficialidade, de falta de conteúdo. Sem cultura, sem saúde, sem afeto. Sonâmbulos entorpecidos.

Isso me leva a crer que o meu trabalho como questionador deve ser a cada dia mais sério. Meu trabalho dentro da medicina investigativa, que busca as causas e não medica os sintomas, faz com que saiamos da zona de conforto reativa de tomar pílulas para nos tornarmos alheios a tudo.

Quando eu falo sobre resistência, meditação, perdão, amor, exercícios físicos, sobre mudanças na rotina e tudo o mais que apresentei neste livro que está em suas mãos como recurso para sair de um estado de saúde mental precária, estou trazendo a você, leitor, a oportunidade de transformar sua vida e ser o agente que provoca mudanças de dentro para fora.

É mais fácil não pensar. Receber as informações prontas e acreditar nelas. Colocar médicos como seres humanos acima do bem e do mal, que fornecem receitas que acabam com toda a dor.

Viver no automatismo é mais fácil do que mudar. Eu entendo.

Mas, se queremos enfrentar a vida, se queremos experimentar nossa existência com todas as suas nuances, seus altos e baixos, precisamos estar fortalecidos, racional e emocionalmente. Você precisa treinar a sua capacidade de adaptação a novas circunstâncias urgentemente. A regra agora é a instabilidade. O imponderável estará presente em nosso dia a dia. Não dá para simplesmente fugir da vida. Emburrecer para não pensar não é a saída.

Temos em nossas mãos todos os elementos para governarmos nossa vida com sabedoria. E, junto com os personagens deste livro, você presenciou inúmeros fenômenos enquanto as histórias se desenrolaram.

Talvez, quando você conheceu o João e a Lorena, observando o pânico dela e a crise existencial dele, tenha se identificado e se dado conta de que, em muitos momentos, você também se encontra diante de um fenômeno que o impede de deixar a vida fluir: *a resistência*. Se você não fizer nada, nada vai acontecer.

Precisamos gastar energia para chegar aonde queremos. Para sermos aquilo que viemos ao mundo para ser. Lorena aprendeu a questionar a vida, e foi aí que seu processo de cura teve início.

Conhecer a si mesmo é o segredo, é a chave, para não entrar na Era da Burrice. Para pensar, se questionar, entender os seus pontos fracos, seus medos e os porquês da sua insatisfação.

Nós somos seres da natureza e, como ela, estamos submetidos às mesmas leis.

A ansiedade patológica está intimamente relacionada ao estilo de vida que levamos, e os sintomas psíquicos, conforme já falamos, nada mais são que o resultado de anos de abandono de si mesmo.

Eu lhe dou a oportunidade de repensar, a partir de agora, a sua vida. Não é fácil, mas comece com as pequenas metas.

Pare de viver no automático. Se você não trouxer a responsabilidade para si, não vai mudar. Ninguém além de você mesmo é culpado.

É a hora de transformar sua vida. Não pense no tanto que você tem que mudar. Isso gerará muita angústia. Agora é o momento de se inspirar. Separe alguns momentos nos próximos dias e reflita, com honestidade, sem se julgar, antes de responder às perguntas que fiz ao longo deste livro. Coloque no papel os seus sonhos e, o mais importante, trace um plano de ação, um plano possível.

A busca pela felicidade é uma constante. E vimos também como o Tobias e a Raquel estavam longe disso por não se dedicarem ao processo de autoconhecimento. O ser humano nunca buscou tanto a felicidade, mas, ao mesmo tempo, também nunca foi tão infeliz. Isso não é paradoxal? A razão por trás disso é que a felicidade foi transformada em um produto. Algo que se compra, que se conquista. A felicidade não é a meta: é o caminho!

Se você viver como todo mundo vive, será infeliz. Se apenas absorver e replicar os valores que regem a sociedade atualmente, será infeliz. É o que a Era da Burrice faz com você e com todos os que não se conhecem de verdade.

Assim como a Raquel, as pessoas preferem a anestesia dos medicamentos à angústia da vida. Ou como o Tobias, que consome em altas doses o automatismo da vida. A verdade é que todos eles se esquecem de que estão eliminando de sua vida o fator mais importante da transformação humana: a angústia.

A paz é o estado de consciência que conquistamos quando controlamos as tensões diárias, mas muita gente acredita que terá paz somente quando seus problemas tiverem sido resolvidos: pura ilusão! O segredo da paz não está em desejar uma vida sem sofrimento, sem problemas, mas em saber gerenciar as tensões que estão dentro de nós. A culpa e a carência corroem sua paz.

O que estava por trás da depressão do Thiago e das dificuldades de Ana Paula? Ambos sofriam do mal da humanidade: a carência.

A carência em Thiago se manifestava na forma de compulsão alimentar e depressão, e ele achava que seus verdadeiros problemas eram os sintomas, como a dificuldade em controlar o impulso alimentar, o ganho de peso, o desânimo e os pensamentos negativos. Essa constelação de sintomas era apenas a linguagem da carência.

A psiquiatria tem recebido pacientes que estão apresentando sintomas em razão desse estilo de vida. E, em vez de estimularmos a mudança dos hábitos, apenas medicamos as queixas, fazendo com que as pessoas não mudem seus comportamentos patológicos, uma vez que se sentem melhores com o efeito anestésico dos calmantes, como aconteceu com a Maria e o Aguiar.

Milhares de pessoas estão como o Aguiar. Os gatilhos do desenvolvimento da ansiedade patológica são os mesmos: excesso de trabalho, de cobrança, de responsabilidade e assédio moral. Ele trabalhava com prazos curtos, metas grandiosas e sofria por estar sob constante pressão e com o frequente assédio moral de seu chefe.

Tanto Maria quanto Aguiar estavam apresentando algo que parecia inofensivo, mas que era extremamente perigoso: uma alimentação péssima, rica em porcarias e o que pouca gente sabe é que a depressão não é uma doença que começa na cabeça.

Ela começa com aquilo que você come, com o que você vê e o que você escuta. Nas suas escolhas cotidianas. Essa doença, portanto, está intimamente relacionada à alimentação e ao estilo de vida, e, quando falo sobre alimentação para meus pacientes, inicialmente eles estranham. Alguns até dizem: "Não imaginava que eu iria ouvir de um psiquiatra que o que eu sinto é consequência do que eu como".

Também existem casos como o do André e da Célia, que estavam vivendo uma montanha-russa de emoções.

E você viu como a Célia foi capaz de mudar: ela passou a incorporar uma rotina com os filhos que incluía doses diárias de brincadeiras. Passou a tirar tudo o que só alimenta a tristeza, que deixa o coração apertado e passou a incorporar leituras, séries e filmes que despertam a consciência, o amor e o afeto.

A Louise e o Edgar também estavam presos nas armadilhas de uma vida infeliz por desenvolverem modelos mentais muito distantes do eu real. O conceito de eu ideal foi desenvolvido pela sociedade. Seu eu real é você. E se você for guiado pelo eu ideal e não pelo real, vai gastar toda uma vida tentando ser o que nunca foi programado para ser. Você nunca se sentirá realizado e satisfeito. Seja paciente consigo mesmo e pare de cair nas armadilhas do sentimento de culpa.

E por último: se perdoe.

Já falei, mas repito: o perdão é simples, porém não é fácil. Precisa ser uma resolução. Uma atitude. É o gesto de quem quer se livrar de um peso que o impede de ser feliz, de seguir em frente. É a atitude de quem cansou de carregar o mundo sobre os ombros. O perdão faz você respirar. Dormir. Sonhar. Ele joga as coisas para o passado, onde deveriam estar. E liberta você para viver o futuro. Abre portas. Você ganha ao se conhecer melhor. Ganha ao tomar para si a responsabilidade sobre suas emoções. Ganha ao se realizar.

Posso garantir que esses ganhos são muito maiores do que o que você acha que é vantajoso por estar doente. Por ser mimado ou cuidado por alguém que tenha pena de você porque você não consegue avançar na vida.

Viver como se fosse vítima de todas as histórias, das pessoas que lhe causaram danos, contando e recontando esses danos a si mesmo é o que vai te destruir aos poucos. É o veneno que entope suas artérias. Que faz a sua vida ficar estagnada.

Você pode transformar seu destino, pode mudar tudo com a medicação proposta neste livro, cuja fabricação está nas suas mãos.

Não quero dizer aqui que você não deva seguir as recomendações de seu médico e interromper seu tratamento. Quero apenas que você enxergue que uma parte considerável em seu processo de cura está no modo como você encara a si mesmo, como cuida de si mesmo.

Você é o ser dotado da maior potencialidade que existe na natureza: a capacidade de pensar, refletir e mudar. Mude seus hábitos e rotinas. Controle o medo, vença o entorpecimento mental. Livre-se da culpa, das carências e das mágoas. Você pode se transformar e conquistar uma vida com sentido, plena, cheia de realizações, perdão, amor, coragem e protagonismo.

Tudo está em suas mãos.

Como médico, eu quero que você cure a si mesmo.

Agradecimentos

A Editora Buzz, na figura de Anderson Cavalcante, que acreditou neste projeto e abriu suas portas para mim.

A Cinthia Dalpino, que me emprestou sua sensibilidade e genialidade em cada palavra deste livro.

Fontes AMALIA, NEUE HAAS
Papel ALTA ALVURA 90 g/m²